RECHERCHES

SUR LA

CONSERVATION TEMPORAIRE

DES CADAVRES

AU POINT DE VUE

DES TRAVAUX DE DISSECTION

ET DE MÉDECINE OPÉRATOIRE

PAR

Le Dr Ch. LEPRIEUR,

ANCIEN ÉLÈVE DE L'ÉCOLE DE MÉDECINE MILITAIRE DE STRASBOURG,

MÉDECIN AIDE-MAJOR STAGIAIRE AU VAL-DE-GRACE.

PARIS

ADRIEN DELAHAYE, LIBRAIRE-ÉDITEUR

PLACE DE L'ÉCOLE-DE-MÉDECINE

1873

BIBLIOGRAPHIE.

Ann. d'Omodéi. — Tonelli. 1865. 370. E. Bottini. 1866. 585.

Ann. d'hygiène. — Guérard, 1846. XXXV, 339. — Devergie, 1869. XXXII. 78.

Arch. méd. Belges. — Guillery, 1872. 231.

Breschet. — Art de l'anatomiste. — Concours de 1819.

Bul. Ac. méd. — Expér. Sucquet, Gannal, Dupré. XII. 463.

Bul. thérapeutique — Méhu. LXXVIII. 356.

Bul. de la Société anat. — Pigné. 1843. 329.

Comptes-rendus Ac. Sc. — Lereboullet, 1835. I. 74. — Sucquet, 1844. I. 481, 1846. I. 222. — Bobierre. 1846. I. 672. — Robin, 1850. II. 720. — Falconi, 1851 II. 618, Filhol, 704. Siret, 714. — Calvert, 1859. II. 262. — Pagliari, 1864. I. 253. — Dumas, 1870. II. 419. — Sacc, 1872. II. 195; Jacquez, 1040. Crace-Calvert, 1015, 1119.

DEMARQUAY. — De la glycérine, 1863.

Dictionnaires en 60 et en 30 vol. Art. Embaumement, — de Jaccoud, art. Embaumement par le Dr Jeannel (1870), — de Déchambre, art. Amphitéâtres par Beaugrand (1865).

GANNAL. — Histoire des embaumements (1841).

Gaz. hôp. — Ed. Robin, 1846. Blandet, 1852. 551.

Journal de pharmacie et de chimie. — Glycérine. XIV. 211.

Journal de chimie médicale de Chevallier. — Acide sulfureux. 1829. 604, — 1870. 558. — Tranchina, 1835. 424.

Lancet (the). — Conservation des cadavres, 1872. II. 504.

LAUTH. — Nouv. manuel de l'anatomiste, 1835.

LE CANU, — Cours complet de pharmacie, 1842.

LEMAIRE. — De l'acide phénique, 1865.

Schmid's Jahrbucher. — Ambrosoli, 102. 153. Bugde, 102. 152. H. Peters, 149-103.

STRAUS-DURCKHEIM. — Traité pratique et théorique d'anatomie comparative. 1842.

SUCQUET. — De l'embaumement chez les anciens et les modernes, etc. 1872.

ROBIN. — Du microscope et des injections. 1871.

Thèses de Paris. — Amalric, 1842. I. — Compin, 1841. IV. — Fortoul, 1840. VII. — Fresneau, 1840. VII. — Ingrand, 1846. VII. — Teixera de Moura, 1838. XIV.

Union médicale. — Sucquet, 1860. 49. — Homolle. 1861, 233.

VIRCHOW ET HIRSCH. — Jahresbericht über die Leistungen, etc. Acide phénique à Brooklyn. 1868. II.

VIRCHOW. — Archives. — Bugde. XV. 172.

RECHERCHES

SUR LA CONSERVATION TEMPORAIRE

DES CADAVRES

AU POINT DE VUE DES TRAVAUX DE DISSECTION ET DE MÉDECINE OPÉRATOIRE

C'est en 1869, pendant les mois d'août et de septembre, que nous avons eu pour la première fois l'occasion de voir faire et de faire nous-même, à l'hôpital militaire de Metz, des injections cadavériques conservatrices.

M. le Dr Beaudoin, aujourd'hui médecin principal, employait ce moyen dans le but de pouvoir profiter des rares cadavres qu'il était possible de disséquer à cette époque. Les résultats obtenus nous frappèrent d'autant plus vivement, que nous nous rappelions ce qui se passait dans les amphithéâtres de la Faculté de médecine de Strasbourg, où jamais un cadavre n'était conservé pour les dissections courantes. Notre attention ainsi éveillée, nous prîmes la résolution d'étudier cette question importante aussitôt que l'occasion s'en présenterait. Aussi, dès notre arrivée à Paris au mois de novembre dernier, nous trouvant dans des conditions favorables pour mener à bien de semblables investigations, nous nous livrâmes à cette étude, que nous offrons aujourd'hui à nos juges, comme sujet de dissertation inaugurale.

Nous n'avions d'abord d'autre intention que de nous occuper des injections conservatrices phéniquées, mais nos recherches bibliographiques nous ayant mis à même de vérifier la plus grande partie des travaux publiés en France depuis qu'on s'occupe de ces questions, nous avons pensé qu'il ne serait pas sans intérêt de grouper les procédés employés et d'en examiner la valeur relative.

Notre attention et nos recherches expérimentales, dirigées plus spécialement sur les procédés, admis maintenant comme les moins imparfaits, nous ont amené à ce résultat que, tout en préconisant vivement ceux auxquels nous nous sommes arrêtés de préférence, nous n'avons cependant pas l'intention de considérer la question comme résolue d'une manière définitive. En effet, au moment où nos investigations touchent à leur terme, nous reconnaissons jusqu'à quel point notre travail laisse encore à désirer et surtout combien l'espace d'une année est trop court pour mener à bien des recherches aussi délicates.

Nous avons compulsé avec autant de soin que possible, les publications étrangères, pensant y trouver des faits intéressants, mais nous devons reconnaître, que dans les journaux mis à notre disposition dans diverses bibliothèques, provenant surtout d'Angleterre, des États-Unis, de l'Italie et de l'Allemagne, nous avons trouvé peu de nouveautés (1), et que dans les cas assez rares, où on pourrait trouver des applications intéressantes, les auteurs, mus par des idées mercantiles, ont le plus grand soin de ne pas divulguer leurs procédés.

Avant de terminer, qu'il nous soit permis d'exprimer nos sincères remerciements à M. le Dr Laskowski, à M. le Dr Delens, professeur agrégé de la Faculté de Médecine, ainsi qu'à nos maîtres du Val-de-Grâce, M. le Dr Coulier et M. le Dr Mathieu, pour leurs utiles conseils et leurs bienveillantes communications pendant le cours de nos recherches expérimentales. En aplanissant des difficultés qui nous eussent arrêté sans leur savante intervention, ils ont en grande partie droit au faible mérite que peut offrir notre travail.

Enfin nous osons espérer que M. le Dr Laveran, médecin inspecteur, directeur de l'École d'application du Val-de-Grâce, voudra bien agréer l'expression de notre respectueuse reconnaissance. En voulant bien nous autoriser au mois de septembre

(1) J'ai été puissamment aidé dans ces recherches bibliographiques par deux de mes collègues, MM. Vercoutre et Dervogne qui ont bien voulu utiliser à mon profit leurs connaissances des langues anglaise et italienne. Je crois de mon devoir de leur exprimer toute ma gratitude.

dernier à faire sur de nombreux cadavres l'application de nos moyens conservateurs, il nous a permis de compléter nos essais, limités jusqu'à cette époque à un nombre assez restreint de sujets.

DÉFINITION ET DIVISION.

Par conservation temporaire des cadavres au point de vue des travaux anatomiques, etc., nous entendons cette conservation spéciale des sujets, qui permettrait de faire, pendant une période plus ou moins longue, des dissections fructueuses, faciles, sans dégoût aussi bien que sans danger.

Aussi dans notre travail ne nous occuperons-nous pas de la conservation prolongée des pièces à mettre dans les musées ou les collections, et, à plus forte raison, ne dirons-nous rien de la question des embaumements. Néanmoins nous puiserons d'utiles renseignements dans les recherches qui ont été faites à ces deux points de vue, qui touchent de si près à notre sujet, de même que dans celles instituées à propos de la conservation des viandes.

Cette conservation temporaire doit répondre à deux buts principaux :

1° Faciliter les dissections en hiver, les permettre au besoin en été, et, au point de vue de la médecine opératoire, qui se fait à cette dernière saison, empêcher la putréfaction des cadavres d'être aussi rapide.

2° Donner le moyen de mettre en réserve et de distribuer les sujets au fur et à mesure des besoins, lorsque à certaines époques ils sont en plus grand nombre qu'il n'est indispensable.

De là découle naturellement la division suivante :

Première partie. — Aperçu historique. — I. Etude rapide de la putréfaction. — Moyens à lui opposer. — Essai de classification méthodique des diverses substances employées pour la conservation.

II. — Mode d'emploi de ces substances. — Bains conservateurs; injections; etc. — Détails sur les injections. — Mode d'opérer. — Phénomènes produits. — Quantités approximatives à injecter.

Deuxième partie. — Examen des substances conservatrices suivant l'ordre méthodique. — Leur valeur relative. — Etude complète et détaillée des procédés que nous adoptons plus spécialement. — Conclusions.

APERÇU HISTORIQUE.

Les recherches, vraiment importantes, sur la conservation temporaire des cadavres, pour faciliter les travaux de dissection, ne datent que d'une quarantaine d'années. Le développement des études anatomiques, la pénurie toujours croissante de sujets, quelquefois au contraire le nombre exagéré de cadavres, qui, ne pouvant être utilisés, se putréfient sans profit pour personne, sont les causes principales de ces investigations. En même temps une connaissance plus approfondie de la chimie, la découverte de nouvelles substances et une étude raisonnée des causes de la putréfaction sont venues faciliter ces travaux.

Aux XVIIe et XVIIIe siècles, les procédés tant vantés de Ruysch, Swammerdam, Louis de Bils, Clauderus, etc., sont destinés surtout à la conservation des pièces à mettre dans les collections, et semblent avoir été moins merveilleux, qu'on s'est plu à le dire.

Les conservations dans des dissolutions de sels à base alcaline ou alcalino-terreuse, employées au commencement de ce siècle n'atteignent pas le but désiré. En 1831, les recherches de Gannal, sur les propriétés antiputrides des sels d'alumine ouvrent la voie à de nouveaux essais. Ces moyens, quoique insuffisants, sont néanmoins supérieurs comme résultat à ceux obtenus jusqu'alors. En 1835 le Dr Tranchina utilise à Naples l'acide arsénieux, dont on fait depuis de nombreuses applications. Les vives discussions qui eurent lieu, quelques années plus tard, devant les sociétés savantes au sujet des procédés de Gannal, furent le point de départ de nouveaux travaux et de procédés meilleurs. Dès 1842 M. Straus-Durckheim fait usage du sulfate de zinc; en 1844 et 1845 M. le Dr Sucquet, découvrant les propriétés du chlorure de zinc et des sulfites alcalins, fait adopter ces agents conservateurs dans les amphithéâtres de Paris. Depuis 1846 plus de 30,000 sujets ont été conservés au moyen du sulfite de soude à l'Ecole pratique de la Faculté ou aux amphithéâtres de Clamart, et dans ces derniers on l'utilise encore maintenant.

Telles étaient les substances conservatrices généralement adoptées lorsque la découverte des propriétés antiseptiques de certains produits extraits du goudron de houille, et en particulier de l'acide phénique, sont venus détrôner en partie les procédés anciens. Depuis une dizaine d'années on fait usage, à peu près partout, de cet acide qu'on utilise sous toutes les formes, l'employant seul ou l'associant à d'autres agents antiputrides.

PREMIÈRE PARTIE

I

ETUDE DE LA PUTRÉFACTION.

Une étude rapide des phénomènes généraux de la putréfaction est indispensable pour bien faire comprendre quels doivent être les moyens à lui opposer.

Dès que la vie vient d'abandonner un corps, il se passe dans toute sa masse et plus ou moins rapidement, suivant les époques, une série de modifications de nature diverse, concordant toutes vers un but unique, celui d'amener sa décomposition, de produire en un mot ce qu'on nomme la putréfaction.

On sait, et nous ne disons cela que d'une manière très-abrégée, que les tissus changent de couleur, de consistance, en même temps que prennent naissance des gaz plus ou moins infects. Tout cela arrive à produire une masse informe, un véritable putrilage, qui, par suite de modifications ultérieures et plus complètes encore, disparaît presque entièrement.

Pour amener cet état de décomposition, un certain nombre de causes sont nécessaires à ce point, que, dès que l'une d'elles est absente, le corps résiste à la putréfaction et se conserve. C'est, on le verra par la suite, sur cette propriété que sont fondés les moyens conservateurs mis en usage jusqu'à ce jour.

Les conditions nécessaires à la putréfaction sont au nombre de trois : 1° l'air, 2° l'eau, 3° la chaleur.

L'air agit : 1° par son oxygène, en produisant des phénomènes d'oxydation sur les divers éléments des tissus. Il les attaque, les dissocie, les modifie de telle sorte qu'il arrive à produire des corps de composition moins complexe que ceux qui existaient précédemment. Les principaux corps produits sont à l'état de gaz, tels que l'acide carbonique, l'azote, l'hydrogène carboné, sulfuré, phosphoré, l'ammoniaque et ses composés, etc.

2° Par les organismes inférieurs ou les germes tant animaux que végétaux, qui, se greffant sur ces masses privées de vie, dissocient bientôt les éléments qui les constituent, en s'interposant entre eux et en se développant à leurs dépens. Outre ces germes charriés par l'air, introduits pendant la vie s'en trouvent d'autres qui n'agissent que dès que celle ci a cessé. Nous voulons parler de ces vibrions qui existent dans le canal intestinal et qui manifestent leur présence en produisant en ce point une putréfaction plus hâtive.

Certains Diptères appartenant principalement aux genres Calliphora et Sarcophaga, dont les larves vivent aux dépens des tissus animaux, viennent aussi concourir, pendant l'été, pour une part très notable, à hâter cette décomposition. Les œufs, déposés par ceux-ci dans toutes les ouvertures naturelles et sur les points où l'épiderme a disparu, ou dans les endroits où le derme a été incisé, soit pour les dissections, soit pour la médecine opératoire, se transforment très-rapidement en larves, qui grossissent, pour ainsi dire, à vue d'œil.

Toutefois, ces phénomènes ne pourraient s'accomplir si les tissus étaient suffisamment secs : il faut qu'ils soient imprégnés d'une certaine quantité de liquide : il faut de plus que les humeurs de l'économie et l'eau de constitution des tissus n'aient pas disparu.

Enfin la chaleur intervient comme cause complémentaire. Il ne faut pas qu'elle soit trop forte : trop élevée, et surtout unie à un renouvellement fréquent des couches d'air, elle facilite au contraire la dessiccation des cadavres et produit ces momies naturelles des déserts de l'Egypte ou du Pérou, dont ont parlé certains voyageurs. Pour agir de la manière la plus complète, la température ne doit pas être, autant que possible, dans nos climats, inférieure à + 10° C. ou supérieure à + 30° C.

Telles sont les causes, qu'on pourrait appeler directes, celles qui ont l'influence la plus marquée, celles surtout contre lesquelles il nous est possible de lutter, car il est d'autres causes, telles que l'état hygrométrique ou électrique de l'atmosphère, la direction ou la force des vents, etc., qui ont évidemment une influence très-facile à constater par une observation un peu attentive.

Moyens généraux à opposer à la putréfaction.

De l'examen rapide que nous venons de faire, il résulte que pour empêcher la putréfaction de se produire, il faut combattre les causes énoncées plus haut, c'est-à-dire soustraire les corps à l'action de l'air, de l'eau ou de la chaleur.

Pour lutter contre l'action de l'air, il n'y a que deux moyens possibles : placer les sujets à l'abri du contact de l'air ou neutraliser l'action des agents, cause de la putréfaction.

Pour empêcher le contact direct de l'air on a proposé un grand nombre de moyens. Le vide, des enduits imperméables de toute nature ont été essayés avec plus ou moins de succès; mais on peut dire qu'au point de vue auquel nous nous plaçons, l'application n'en est pas possible. Pour empêcher encore cette action atmosphérique, on a cherché à plonger les matières animales dans des liquides ne renfermant ni air, ni eau, tels que l'huile, la glycérine, l'alcool, etc. Ces moyens qui pourraient être plus ou moins employés lorsqu'on a affaire à des pièces de petit volume, ne peuvent recevoir d'application lorsqu'il faut procéder en grand. Donc, comme il nous est impossible de soustraire les matières animales au contact direct de l'air, il faudra s'adresser à des substances qui empêcheront l'action de l'oxygène et celle des ferments ou organismes de toute espèce.

La dessiccation, qui enlevant l'eau des tissus, déforme les sujets et empêche la moindre étude de dissection, ne peut être employée pour annihiler l'action de l'humidité. Il faut donc s'adresser à des substances ayant une grande affinité pour l'eau de constitution des éléments anatomiques, se combinant avec elle et donnant naissance à un liquide qui n'a plus de tendance à la putréfaction.

Enfin contre la chaleur, nous n'aurons que des moyens, pour ainsi dire, palliatifs. Les pièces congelées ne pouvant permettre aucun travail quelconque, ce moyen ne doit pas nous arrêter. De plus, il ne serait pas possible, chez nous, en hiver, de faire geler les pièces, puis après de les faire dégeler, parce que la température n'est pas ordinairement assez basse, et qu'il se produit ensuite dans ces cas une putréfaction plus hâtive que si on n'avait rien fait. Du reste, on s'oppose en partie à l'action de la chaleur en procédant aux dissections, c'est-à-dire, au travail le plus long, le plus minutieux, pendant la période la plus froide de l'année.

En entourant, pendant l'été, les pièces de glace, il serait possible d'arrêter les progrès de la décomposition ; mais à cause du prix très-élevé de la glace, ce moyen ne peut être appliqué, quand il s'agit de grandes quantités de cadavres. Cependant, si dans l'amphithéâtre se trouve un caveau ayant une certaine fraîcheur, il y aura tout avantage à y déposer les sujets et à ne les en sortir qu'au fur et à mesure des besoins. C'est ainsi qu'on procède, en été, au Val-de-Grâce et de cette manière on empêche la putréfaction d'être aussi rapide.

On ne connaît pas en ce moment de moyens qui soient à la fois efficaces pour combattre l'action de la chaleur et permettre en même temps le travail des dissections. Il faut donc absolument recourir à des agents qui annihilent les deux autres principales causes de la putréfaction, c'est-à-dire l'air et l'humidité.

Toutefois la classification de ces agents est assez difficile et assez délicate, parce qu'il peut arriver que certains d'entre eux aient une action plus ou moins complexe. Aussi dans l'ébauche de classification, exposée dans le tableau suivant, pour mieux faire comprendre le mode d'action principale des substances employées et présenter d'une manière plus claire les faits que nous cherchons à mettre en lumière, nous ne supposons qu'un seul mode d'action conservatrice, mais nous nous efforcerons dans la suite de présenter la question d'une manière plus complète et d'exposer les actions diverses que peut comporter un même produit.

Tableau méthodique, d'après leur mode d'action, des substances conservatrices principalement employées jusqu'à ce jour.

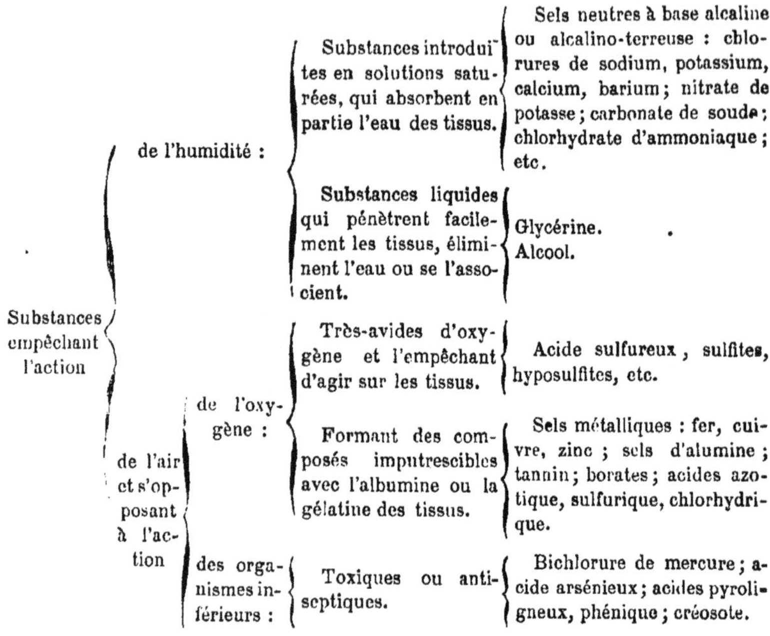

Substances empêchant l'action	de l'humidité :		Substances introduites en solutions saturées, qui absorbent en partie l'eau des tissus.	Sels neutres à base alcaline ou alcalino-terreuse : chlorures de sodium, potassium, calcium, barium ; nitrate de potasse ; carbonate de soude ; chlorhydrate d'ammoniaque ; etc.
			Substances liquides qui pénètrent facilement les tissus, éliminent l'eau ou se l'associent.	Glycérine. Alcool.
	de l'air et s'opposant à l'action	de l'oxygène :	Très-avides d'oxygène et l'empêchant d'agir sur les tissus.	Acide sulfureux, sulfites, hyposulfites, etc.
			Formant des composés imputrescibles avec l'albumine ou la gélatine des tissus.	Sels métalliques : fer, cuivre, zinc ; sels d'alumine ; tannin ; borates ; acides azotique, sulfurique, chlorhydrique.
		des organismes inférieurs :	Toxiques ou antiseptiques.	Bichlorure de mercure ; acide arsénieux ; acides pyroligneux, phénique ; créosote.

II

MODE D'EMPLOI DES SUBSTANCES CONSERVATRICES.

Les diverses méthodes de conservation employées jusqu'à ce jour peuvent se grouper sous deux chefs principaux :

1° Conservation au moyen de substances gazeuses ;

2° Conservation au moyen de substances naturellement liquides, ou solides dissoutes, qui peuvent s'employer de deux manières, en bains ou en injections.

Conservation au moyen de substances gazeuses.

En employant cette méthode pour la conservation des cadavres, les auteurs de ces sortes de procédés ont, en général, voulu éviter un élément de putréfaction, l'eau; car on est le plus souvent obligé de s'en servir comme véhicule, pour les injections ou les bains.

On fait arriver les gaz dans l'intérieur des corps soit par les ouvertures naturelles, soit par les gros vaisseaux. D'autres expérimentateurs ont procédé en soumettant, dans des espaces clos, les cadavres à l'action des vapeurs. Mais ils ont reconnu eux-mêmes les inconvénients de cette manière de faire et ont dû modifier leurs procédés pour faire absorber d'une manière plus complète les gaz conservateurs.

On s'est servi d'un grand nombre de substances, l'acide carbonique, l'oxyde de carbone, le chloroforme, l'éther, l'acide sulfureux, etc. Nous examinerons plus tard les résultats donnés par ces divers moyens. Nous pouvons cependant dire que, d'une manière générale, il n'est pas possible d'appliquer ce mode de conservation à des cadavres destinés aux dissections. Il faut, pour obtenir des résultats satisfaisants, s'adresser à des composés plus fixes, dont l'action se fait longtemps sentir et surtout disparaissant moins rapidement que les gaz ou les vapeurs. Ces derniers ne se combinent pas assez intimement avec les tissus, au moins ceux qu'on a employés jusqu'à ce jour, pour les pénétrer, molécule à molécule, comme peuvent le faire certains agents que nous indiquerons plus loin. En raison de l'action conservatrice essentiellement passagère que possèdent les substances gazeuses ou volatiles, nous ne croyons pas qu'on puisse s'adresser à elles et nous proposerons de préférence les procédés suivants.

Conservation au moyen de liquides ou de solides en dissolution dans des véhicules divers.

1° *Emploi de bains conservateurs.* — Ce mode de conservation est un des premiers qu'on ait employés, comme étant du reste simple et ne présentant pas de difficultés dans la manœuvre opératoire. Les anciens anatomistes procédaient ainsi : en général, ils commençaient par disséquer les pièces, et quand ils avaient cessé de travailler, les plongeaient dans un liquide conservateur. Mais ces moyens n'étaient utilisés que par un petit nombre de personnes et on peut dire que c'est surtout depuis Gannal qu'on s'est efforcé de répandre les procédés et d'en faire bénéficier les élèves.

On a cherché s'il ne serait pas possible de plonger les cadavres dans des mélanges conservateurs et de les y laisser tant que le besoin ne s'en ferait pas sentir. Pour atteindre ce but on avait, dans certains amphithéâtres, d'immenses cuves, espèces de réservoirs, dans lesquelles on déposait les cadavres dont on ne se servait pas.

Dans certains cas, on a légèrement modifié cette manière de faire. Ainsi on imbibait des linges, des couvertures, de substances conservatrices et on en enveloppait le corps. On a de même mélangé le liquide conservateur à des poudres inertes, de la sciure de bois, par exemple, pour en entourer les cadavres. Ces diverses façons d'opérer ne peuvent donner de résultats, que si elles sont jointes aux injections conservatrices, faites primitivement par les artères. C'est alors comme un complément de conservation, et c'est, du reste, à ce point de vue qu'on s'est placé à Londres, où, l'été dernier, on a fait de nombreux essais dans les divers hôpitaux et où, dans certains cas, les deux moyens ont été combinés (The Lancet, 1872, II, 504).

Ces moyens ne conservent bien que si les téguments sont enlevés, et encore faut-il pour cela laisser les pièces assez longtemps immergées. Voici en somme ce qui se produit pour un cadavre entier non encore disséqué. Le liquide pénètre difficilement à l'intérieur, surtout lorsque l'épiderme et le derme sont intacts; les parties périphériques s'imbibent, se conservent bien, mais, quant aux parties centrales, il faut laisser longtemps le cadavre dans le bain pour qu'elles se conservent, et, si on le retire trop tôt, elles se putréfient plus ou moins rapidement. On peut donc voir que, pour obtenir une conservation complète, il faudra prolonger le séjour des cadavres dans les bains conservateurs. Or, ce moyen, qui pourrait s'employer à la rigueur, lorsqu'on a affaire à un petit nombre de sujets, n'est plus possible lorsqu'il s'agit de procéder pour un amphithéâtre comme celui de Clamart ou de l'École pratique. L'inconvénient serait le même, si on proposait de plonger les pièces disséquées dans le bain conservateur après le départ des élèves, et de les en retirer le lendemain pour le travail de la journée. Tout au plus pourrait-on organiser un service, qui aurait pour but d'imbiber les pièces, au moyen d'une éponge, d'une solution conservatrice; mais ce ne serait qu'un palliatif insuffisant.

De plus, un autre inconvénient résulte du trop long séjour des pièces dans un bain : nous voulons parler de l'aspect que présentent les tissus, qui, gorgés de liquide, sont comme infiltrés. C'est là un désavantage au point de vue de la facilité des dissections, comme à celui du bon aspect des préparations qu'il faut aussi chercher à obtenir. Ce n'est qu'à la longue que cet état disparaît et lorsque les pièces ont subi un commencement de dessiccation.

En résumé ce mode d'opérer nous semble devoir être rejeté parce qu'il est :

1° Encombrant et nécessitant une quantité plus considérable de produits conservateurs, ce qui occasionne plus de dépenses.

2° Peu satisfaisant au point de vue même de la conservation.

C'est aussi en raison de ces désavantages que les auteurs, qui se sont occupés de ces questions, ont surtout cherché à introduire les substances conservatrices sous forme d'injections artérielles. C'est également cette manière de procéder que nous avons adoptée dans nos recherches, et nous donnerons sur ce sujet tous les détails qui ont quelque importance.

2° *Emploi des injections faites dans les artères.* — Les injections conservatrices faites dans le système artériel nous paraissent devoir être préférées :

1° Parce que le produit conservateur pénètre en un instant toute la masse des tissus, qui sont ainsi mis, même dans leur profondeur, à l'abri de la putréfaction.

2° Parce que la dissection peut se faire presque immédiatement après l'injection.

3° Parce que cette méthode n'est pas encombrante, et n'exige pas un matériel aussi considérable que les bains.

Détails sur les injections.

Mode opératoire. — Pour faire de bonnes injections conservatrices, il faut opérer sur des cadavres intacts. Les points où doit se faire l'injection ne sont pas indifférents : la carotide primitive, l'aorte dans sa portion ascendante, quelquefois même la fémorale sont des lieux forcés d'élection.

L'injection faite par la méthode Tranchina, c'est-à-dire par la carotide primitive, n'offre pas de difficultés. Il est très-facile de trouver ce vaisseau qui n'est pas situé profondément. Dans ce cas, il faut procéder ainsi : diriger la canule vers la portion centrale du corps, la lier fortement sur le vaisseau et avoir soin de faire un autre ligature sur la carotide même, au-dessus de la canule, pour empêcher le liquide de refluer, et ne lui laisser qu'une seule direction possible. La carotide de l'autre côté et les anastomoses permettent très-facilement l'injection de portions situées au-dessus de la ligature.

Mais faire l'injection par la carotide peut être un inconvénient : en effet s'il se trouve un caillot qui remonte du cœur jusque du côté des carotides ou du tronc brachio-céphalique, l'injection sera tout au moins entravée, si même elle n'est pas arrêtée complètement, comme nous avons pu le voir dans certains cas. Aussi croyons-nous qu'il est préférable de faire les injections par l'aorte, comme du reste cela se pratique généralement, parce qu'il est facile dans ce cas de se débarrasser des caillots *post mortem*, et qu'en second lieu on laisse intacte la région du cou, toujours un peu lésée lorsqu'on y fait l'injection. De plus, l'injection par ce vaisseau a encore l'avantage de répartir d'une manière plus égale la solution conservatrice et de permettre l'arrivée dans les parties supérieures ou inférieures du corps d'à peu près la même quantité de liquide.

L'injection par l'aorte ascendante, si elle présente plus d'avantages au point de vue des résultats, offre plus de difficultés pour la manœuvre opératoire, difficultés qui, toutefois, disparaissent avec un peu d'habitude. Chez les adultes l'écartement du sternum sectionné est quelquefois peu facile ; chez les jeunes enfants et surtout chez les nouveau-nés cet os, présentant moins de résistance par sa constitution encore semi-cartilagineuse, peut s'écarter et permet d'arriver plus facilement sur l'aorte ; mais aussi sur eux on peut éprouver une certaine gêne pour découvrir les vaisseaux, par suite de l'existence du thymus, situé en avant et descendant plus ou moins bas.

Voici comment il faut procéder pour faire l'injection aortique :

Dans toute la hauteur de la région sternale et sur la partie médiane on coupe les téguments et on arrive sur l'os, que l'on sectionne complètement au moyen d'un sécateur, d'un rachitome ordinaire, qu'on manœuvre comme un ciseau à froid ou d'une scie, en ayant soin dans ce cas de faire fortement saillir la région sternale. Cela fait et le sternum coupé dans toute sa hauteur, on écarte les parties au moyen de coins, taillés de manière à produire un écartement de 8 à 10 centimètres vers le milieu de la hauteur de cet os. Le premier temps de l'opération terminé, on saisit avec une pince le péricarde et on y fait une incision, assez longue pour bien mettre à nu la base du cœur et l'origine des vaisseaux. Au moyen d'une aiguille de Deschamps, on passe momentanément un fil ciré, qui saisit l'aorte et l'artère pulmonaire au point où ces deux vaisseaux sont libres de toute adhérence avec la cavité péricardique. Les tirant un peu à soi, on détruit les tissus qui les unissent et on isole l'aorte. Trois fils cirés sont placés autour de cette dernière, l'un, le plus près possible de l'origine de l'aorte, sera lié autour de ce vaisseau, de manière à empêcher le liquide de refluer et le forcer à suivre la direction même de la circulation artérielle ; l'autre, au milieu, sera destiné à attacher la canule sur l'artère, et enfin le dernier, placé vers la crosse, aura pour but de fermer la lumière du vaisseau, lorsque l'injection sera terminée.

Il est préférable d'inciser l'artère, et d'une manière générale tous les vaisseaux, suivant l'axe, parce qu'on ne court pas ainsi le risque de les voir se déchirer, lorsque l'on introduit la canule. Le vaisseau sectionné, on a soin, et cela est des plus importants, de chercher, avec une longue pince, s'il ne se trouve pas de caillots obturateurs, remplissant non-seulement le cœur, ce qui serait un moindre inconvénient, mais même remontant plus loin jusque du côté de la crosse et quelquefois dans l'aorte descendante. C'est alors seulement qu'il faut disposer la canule : on l'attache solidement et elle doit toujours être placée dans la direction du cours du sang, c'est-à-dire de la région xyphoïdienne vers le manche du sternum.

Les cadavres, dont on a fait l'autopsie, peuvent aussi s'injecter, mais on perd toujours un peu de liquide et on est obligé de faire des injections partielles, dont le nombre et l'importance varieront suivant la manière dont on aura procédé à la nécropsie. Dans tous les cas, la manœuvre n'a pas besoin d'être décrite à nouveau ; elle est très-simple et nous ne croyons pas nécessaire d'y insister. Disons cependant que, si, pendant l'opération, on voit du liquide conservateur se répandre dans les cavités abdominale ou pectorale, il ne faut pas croire que pour cela l'injection soit manquée. C'est l'excédant du liquide employé qui s'échappe par les vaisseaux. Du reste on peut diminuer cette perte en faisant la ligature de la veine principale, précaution, qu'il est bon, en général, de ne pas négliger.

Sur des membres détachés du tronc, il est très-facile de faire les injections et on peut ne pas perdre une goutte de liquide. Il faut pour cela établir au point de section une très-forte ligature en masse, embrassant la peau et tous les tissus sous-jacents et avoir le plus grand soin dans ce cas, d'obturer le tronc veineux, par une ligature particulière. Du reste, que l'on injecte un cadavre autopsié, ou que l'on opère sur des portions de membres, la manière de procéder sera toujours la même et semblable à celle que nous indiquons plus haut.

Une méthode particulière, qui consiste à pousser une injection par le rectum et une autre par la bouche, a été mise en pratique par certains opérateurs. Si nous en parlons ici c'est plutôt pour la blâmer que pour en recommander l'emploi. En effet, si par ce moyen on peut plus ou moins empêcher la putréfaction des viscères thoraciques et abdominaux, on ne pourra pas agir du tout sur les membres supérieurs ou inférieurs. Au reste les personnes qui se servaient surtout de ce moyen, l'appliquaient à la conservation des animaux de petite taille, et il est possible que, pour ces cas particuliers, il ait pu donner des résultats plus satisfaisants, résultats qui ne seraient par les mêmes, pour peu que l'on veuille opérer sur l'homme.

Appareils destinés à faire l'injection. — Pendant longtemps on a fait les injections conservatrices à l'aide de seringues, mais ce moyen présente de graves inconvénients : la pression n'est pas continue, se fait par saccades, en un mot pénètre très-irrégulièrement. De plus, elle exige un très-grand déploiement de forces, surtout lorsqu'on arrive à la fin de l'opération. Nous nous sommes servi pour nos essais d'un appareil analogue à celui dont on se sert à l'Ecole pratique de la Faculté, semblable ou à peu près à celui que M. le Dr Ch. Robin (Du microscope, 1871), emploie pour faire des injections fines et dont il a retiré de très-bons résultats. Cet appareil, très-simple comme disposition, est en outre d'un prix peu élevé. Aussi en raison des avantages qu'il présente, conseillons-nous fortement à ceux qui s'occupent de ces questions, d'y recourir, persuadé qu'ils en reconnaîtront rapidement les utiles services.

Cet appareil est à *pression continue*, et il serait possible, d'une manière très-simple, de le modifier pour en faire un appareil à *pression variable*.

Voici comment il est établi : on a un réservoir quelconque, dont la capacité peut varier de 1 à 4 ou 5 litres, suspendu à une hauteur de 2 mètres à 2 mètres 1/2 environ (un entonnoir en verre ou en fer-blanc remplit très-bien toutes les indications). A un point du réservoir, à une tubulure quelconque, on place un tube en caoutchouc de 3 mètres de long au plus, dont le diamètre sera proportionné à l'importance de l'injection, en un mot pour des adultes le calibre du tube devra être plus gros que pour des jeunes enfants, et pourra varier de 1 à 1 1/2 cent. de diamètre environ. A l'extrémité inférieure de ce tube on adapte aussi intimement que possible un porte-canule et la dimension des canules qu'on y vissera devra varier suivant le calibre des vaisseaux par lesquels se fera l'injection.

Par ce moyen, en même temps que l'injection se fait sans aucun déploiement de force de la part de l'opérateur, elle s'accomplit très-régulièrement, avec une pression toujours continue et une force assez considérable pour traverser le système circulatoire, artériel, capillaire et veineux et venir s'arrêter dans les cavités cardiaques au bout d'un temps relativement court. La pression est assez puissante pour faire jaillir fortement le liquide par les artères, qui ont été sectionnées, comme cela a lieu pour les artères mammaires ou les intercostales lorsqu'on a incisé la région sternale.

Cependant que l'on emploie une seringue, comme aux amphithéâtres de Clamart ; que l'on se serve d'un appareil à pression continue, comme dans ceux de l'Ecole pratique de la Faculté, ou comme nous l'avons fait dans nos essais, il est un inconvénient sur lequel il faut insister : les personnes qui font des injections conservatrices ont pu remarquer très-bien que les parties les mieux conservées sont celles qui sont le plus près du point où l'on opère, que si l'on fait une injection par l'aorte, la tête, le tronc, les membres supérieurs, l'abdomen et les cuisses, ainsi que les parties supérieures des jambes, seront en parfait état de conservation; mais que, si la putréfaction tend à se manifester, ce sera toujours vers les pieds, remontant quelquefois jusque vers les jambes. Cet état est survenu assez fréquemment et nous croyons qu'il y aurait, pour parer à cet inconvénient, à introduire une modification dans la manœuvre opératoire. Des appareils à pression plus considérable pourraient peut-être plus ou moins l'empêcher, mais nous pensons cependant, que même dans ce cas, ce seraient toujours les parties les plus voisines du *centre d'injection*, qui absorberaient la plus grande partie du liquide.

Dans les pieds, le liquide à injection pénètre néanmoins, mais pas en assez grande quantité: avant d'arriver à ces organes, il subit de si grandes causes d'arrêt qu'il ne faut pas s'étonner de voir la putréfaction s'y montrer plus hâtive.

A notre avis, le seul moyen d'empêcher ce fait de se produire, serait d'injecter partiellement le membre inférieur, à partir de l'artère poplitée, par exemple, ou remonter plus haut et choisir les artères fémorale ou iliaque externe, si on le jugeait nécessaire. On commencerait par cette injection en ayant soin de lier l'artère au-dessus du point où l'on adapterait la canule et de mettre une ligature momentanée sur la veine pour empêcher le liquide de s'échapper et le forcer de bien s'épancher dans les tissus. Cette injection terminée, on ferait celle de l'aorte et au bout de quelques heures seulement on enlèverait la ligature temporaire placée sur la veine. Cela complique l'opération, mais si on n'emploie pas ce moyen, nous n'en voyons pas d'autre possible que celui qui consisterait à arrêter la putréfaction en entourant pendant quelque temps, les parties au moyen d'étoupes ou de linges trempés dans des solutions phéniquées. Nous avons essayé ces deux moyens et nous donnons la préférence au premier, parce que le résultat obtenu est plus complet.

Il est important de ne pas introduire d'air en faisant l'injection. Lorsqu'on se sert de seringues, cela est très-facile à éviter ; avec l'appareil dont nous nous servons, il faut pour parer à cet inconvénient et n'éprouver aucun gêne pour la pénétration facile du liquide conservateur, procéder de la manière suivante : Après avoir rempli le réservoir, et sans attendre que les bulles d'air emprisonnées dans le tube en caoutchouc soient remontées à la surface du liquide, on ouvre le robinet du porte-canule et on laisse s'écouler un certaine quantité de matière à injection dans un récipient quelconque. De plus, au moment où l'on vient de placer la canule sur l'artère, on la remplit du liquide conservateur et on la visse immédiatement sur le porte-canule, dont on ouvre alors définitivement le robinet.

Durée de l'injection. — L'injection est terminée d'autant plus rapidement que l'on a comme véhicule un liquide de plus faible densité ; 5 à 10 minutes au plus suffisent pour faire une injection complète sur un adulte, lorsqu'on a comme principal véhicule l'eau ou l'alcool. Avec la glycérine, l'injection se fait en un temps plus long ; pour injecter des nouveau-nés de taille moyenne, il faut 15 à 25 minutes, 45 à 60 pour un adulte. On peut comprendre par là combien doit être pénible une pareille injection à faire avec une seringue. A Metz, nous ne nous étions servis que de ce dernier instrument, et nous nous rappelons les efforts nécessaires pour arriver à injecter 4 à 5 litres d'un mélange glycéro-phéniqué.

Époque où l'on peut faire l'injection réplétive. — Quelque temps après que l'injection a été faite, c'est-à-dire deux à trois heures, et même quelquefois moins, on ne trouve déjà plus de liquide conservateur, ou fort peu dans les artères, et tout a passé dans les veines et les tissus. Il est possible alors de pousser une injection réplétive à la cire ou au suif pour les études angéiologiques. Cependant il vaut mieux attendre un peu plus longtemps, surtout si l'on n'est pas trop pressé pour la dissection et ne faire l'injection que le lendemain du jour où l'on a opéré. Pendant ce temps les tissus s'imbibent doucement de liquide conservateur. C'est, du reste, ainsi que l'on procède à l'École pratique, et que nous-même nous avons agi, quand l'occasion s'en est présentée.

PHÉNOMÈNES GÉNÉRAUX PRODUITS PAR L'INJECTION.

Quand on fait une injection cadavérique conservatrice, et au fur et à mesure qu'elle s'opère, on voit survenir, pour ainsi dire, dans le même temps, une série de phénomènes qui méritent de fixer l'attention, surtout au point de vue des déductions qu'il est possible d'en tirer. Ces phénomènes se produisent lorsque déjà une certaine quantité de liquide a été introduite, lorsque, par conséquent, on est près du moment où il faut arrêter l'opération.

Changement de forme. — Une des premières modifications qui surviennent, une des plus saillantes, consiste dans le changement de formes des diverses parties. Au bout de peu de temps, la région abdominale se tuméfie, le ventre se ballonne et devient dur. Dans la cavité thoracique, de pareilles modifications ne surviennent pas, à cause de la cage osseuse qui circonscrit les poumons et empêche ce phénomène. Quelquefois cependant on voit les poumons se gonfler et venir faire hernie à travers l'ouverture sternale. Ce fait se produit plutôt chez les jeunes enfants, chez les nouveau-nés, où le thorax est fort peu résistant.

Mais ce ne sont pas seulement ces parties qui changent de forme ; les membres acquièrent aussi un plus grand diamètre, les tissus deviennent plus durs, une espèce de raideur cadavérique survient, et ces phénomènes sont d'autant plus accusés qu'on a injecté une plus grande partie du liquide conservateur. Il y a, du reste, dans ces modifications un juste milieu auquel il faut s'arrêter sous peine d'avoir une mauvaise préparation, le cadavre étant comme infiltré.

Ce gonflement, cette dureté des tissus, sont dus à la réplétion des vaisseaux, des tissus, par le liquide conservateur. Ce liquide a passé rapidement du système artériel dans le système veineux à travers les capillaires et s'est épanché plus ou moins, selon sa facilité de pénétration. Aussi voit-on, à mesure que l'injection se fait, les artères superficielles comme les temporales ou les frontales et surtout les veines sous-cutanées se gonfler, remplies par la matière à injection. Ce phénomène est d'autant plus accusé qu'on opère sur un sujet maigre, émacié. Il est moins net sur un individu gras et bien musclé. Cet état ne persiste pas ; vingt-quatre heures après, quelquefois plus tôt, on voit les veines affaissées, n'être plus indiquées que par des traînées plus ou moins colorées qui persistent quelque temps encore et montrent les points occupés par ces vaisseaux. Avec les injections phéniquées, les veines sont représentées sur la peau par des traînées rouges.

Le gonflement des parties, leur durcissement disparaissent aussi peu à peu, soit que les liquides soient absorbés par la chaleur ambiante, soit que, en se mêlant plus complètement aux tissus, en les pénétrant davantage, leur introduction devienne alors plus régulière. Dans tous les cas, cet état ne subsiste pas : dès les premiers jours de la dissection les tissus ont l'air un peu infiltrés, mais ne tardent pas à perdre ce caractère par la suite, surtout au fur et à mesure que l'on s'éloigne du jour où on a opéré.

Apparition de taches, de saillies sur la peau. — Un phénomène curieux se manifeste quand on emploie des substances, ayant une action caustique et astringente. Nous voulons parler de ces taches, de ce piqueté blanchâtre qui apparaissent sur la peau. Nous les avons vues survenir en employant le sulfate de zinc, l'acétate de soude, l'acide phénique, etc. C'est surtout avec cette dernière substance que nous avons bien pu observer ces modifications de la peau, d'autant plus manifestes que la solution est plus concentrée et qu'on a affaire à une substance plus active. Ainsi avec l'acide phénique, à mesure que la solution pénètre, surviennent des taches blanchâtres, des lignes de même aspect, plus ou moins entrelacées, circonscrivant des espaces libres, où cette modification ne se fait pas sentir.

En même temps se forment de petits saillies blanchâtres, qui ont l'apparence d'une éruption papuleuse. Elles se montrent de préférence et en plus grande abondance sur un cadavre entier, dans la moitié supérieure du corps et le plus près du lieu où se fait l'injection, c'est-à-dire dans les parties qui reçoivent une plus grande quantité de liquide. Ce dernier phénomène ne persiste pas, et au bout de deux à trois heures ces saillies disparaissent déjà en partie. Elles sont très-probablement dues à l'accumulation momentanée du liquide dans les papilles du derme, où viennent s'anastomoser, comme on le sait, dans des culs-de-sac, les veinules et les artérioles de la peau. Quant à la coloration blanchâtre, dont nous parlions plus haut, elle ne subsiste que si on a employé des solutions très-concentrées et des substances très-caustiques.

Ecoulement de liquide par les ouvertures naturelles ou artificielles. — A mesure que le cadavre s'injecte, on voit s'écouler par les ouvertures naturelles, la bouche et le nez, l'anus ou la vulve chez les femmes, d'abord les matériaux d'excrétion qui s'y trouvent et qui sortent mécaniquement par suite de la compression exercée par les tissus gonflés, puis du liquide conservateur transsude à travers les muqueuses, et s'écoule en plus ou moins grande abondance, surtout s'il s'est produit quelque petite rupture dans les vaisseaux.

Cela n'a rien de nuisible au point de vue de la bonne réussite de l'opération. Cet écoulement cesse peu à peu, et en général dès qu'on arrête l'injection. Pendant les quelques jours qui suivent l'opération, il continue cependant de s'écouler un peu de matière à injection.

Un autre écoulement de liquide se produit encore par la plaie même et peut faire croire à une déchirure de quelque vaisseau, avoisinant le point par où on fait l'injection. En effet, il peut arriver que dans la recherche de l'artère, en l'isolant, on ait atteint quelque artériole ou quelque veine, et telle est la cause, en général, de cette sortie d'une quantité quelquefois considérable de liquide. En s'y prenant bien, en apportant une certaine attention dans l'isolement des vaisseaux, on peut déjà éviter en partie, cet inconvénient. Dans la recherche d'une artère superficielle cela est des plus faciles, mais quand on a affaire à l'aorte plus profondément située et pour la ligature de laquelle on est plus gêné, il peut arriver que même en y mettant tous ses soins, on lèse un peu les veines de la région. Pour que l'injection soit bien faite, et surtout pour qu'elle soit faite proprement, il faut tâcher d'éviter cette faute; mais en admettant que le phénomène se produise, il n'en résulte pas de graves inconvénients. D'abord, à moins d'être bien maladroit, la lésion en général est très-minime et il s'écoule peu de liquide, en second lieu il est toujours possible d'arrêter l'opération, et d'établir une ligature sur le point atteint, et enfin la conservation du cadavre n'est pas moins assurée, puisque ce n'est jamais que l'excédant de l'injection qui s'écoule.

Divers expérimentateurs ont cherché dans certains cas à faire écouler avec intention, tout le sang des vaisseaux, en faisant une ouverture à une veine et se débarrassant pas là d'un élément important de putréfaction Dans ce cas on fait l'injection artérielle, tout en ouvrant un gros tronc veineux, et on laisse échapper par là du liquide jusqu'à ce qu'il ait à peu près la couleur de la matière à injection ; à ce moment on ferme la veine. C'est là, on le comprend sans peine un moyen trop dispendieux, pour pouvoir être appliqué dans les amphithéâtres. Mais il donne de bons résultats au point de vue de la conservation.

Coloration de la peau. — La coloration de la peau dans les premiers jours qui suivent l'injection reste, en général, ce qu'elle était. Cependant il se produit une modification qui sera d'autant plus manifeste, que la substance aura une puissance conservatrice plus grande, c'est la disparition de la couleur verte des parois abdominales ou d'autres parties. Mais celle-ci ne disparaît jamais de suite, au moment où on fait l'injection. Cette coloration diminue peu à peu, dans un espace de temps proportionné au degré de la putréfaction et à l'emploi de substances plus ou moins actives.

A partir de ce moment la coloration de la peau est uniforme. Mais peu à peu elle se modifie avec le temps ; le sulfate de zinc tend à la rendre terne, blanchâtre d'abord, puis noirâtre : avec l'acide phénique elle passe du brun clair au brun foncé ; avec l'acide arsénieux elle reste très-longtemps rosée, etc.

Putréfactions partielles. — Il arrive parfois que, plusieurs jours après une injection conservatrice, certaines parties, un membre par exemple, se putréfient, tandis que tous les autres points sont en très-bon état. Nous avons observé ces faits plusieurs fois, nous en avons pu constater les causes, et une fois entre autres, nous avons vu le phénomène pour ainsi dire précurseur se produire sous nos yeux.

Cela tient à la formation en certains points de coagulum, empêchant le passage du liquide conservateur et dont l'origine peut être très-diverse. Ils peuvent être dus à l'existence d'artères athéromateuses, à des caillots *post mortem*, dont certaines portions sont entraînées par la matière à injection, ou même à celle-ci, qui, dans certains cas, peut rétrécir fortement les vaisseaux, former des coagulum avec du sang liquide rencontré sur son parcours, pour peu surtout qu'elle soit fortement astringente.

Dans ces cas, on voit les tissus situés au-dessus du point obstrué, se gonfler, se tendre très-fortement, tandis que les parties placées au-dessous conservent leur consistance primitive.

Des caillots dans les veines ne peuvent produire des phénomènes de putréfaction aussi considérables, car déjà une quantité de liquide suffisante pour conserver a pénétré par les artères et de plus les coagulum, qui seraient formés, entraînés dans des vaisseaux dont le diamètre s'augmente à chaque instant, sont alors facilement éliminés dans les cavités droites du cœur où ils ne gênent en rien.

Mais des putréfactions partielles, qui n'ont pas la même origine peuvent se montrer exclusivement aux pieds. Nous en avons déjà parlé ; elles tiennent à ce qu'il n'est pas arrivé dans ces parties trop éloignées du centre d'action, une suffisante quantité de matière conservatrice. Nous avons dit que cet état peut être combattu en faisant des injections supplémentaires pour les membres pelviens.

Quantités approximatives à injecter. — Nous nous appuierons sur les phénomènes que nous venons d'exposer pour essayer d'indiquer le moment où il faudra cesser l'injection cadavérique, mais auparavant, et comme première base d'opération, nous tâcherons d'indiquer approximativement les quantités dont on devra se servir.

Pour cela nous nous sommes préoccupés de savoir quelle était la progression de taille et de poids suivant les âges. Nous avons mis à contribution les résultats publiés par M. Quetelet (*Hygiène de Michel Lévy*, 1869,) et nous avons constaté que les variatious de taille trop peu sensibles ne pouvaient être d'une grande utilité pour l'application que nous en voulions faire; nous avons dû en conséquence nous rejeter sur les modifications que subit le poids même de l'individu, ce qui exprimera d'une manière plus certaine la quantité de matière à employer. Le tableau suivant est établi d'après les résultats obtenus sur des personnes en vie; on comprend que par l'application que nous en ferons à des cadavres, il y aura une différence tirée de l'état de dépérissement du sujet, de sa maigreur, etc. Cependant ces données quoique approximatives seront déjà d'une grande utilité.

On voit dans ce tableau qu'au bout de la première année l'enfant (mâle) a presque triplé son poids (augmentation de 2.95) et ainsi de suite et que la progression se fait comme les nombres 2.95, 3.50, etc. En prenant comme *unité d'injection* la moyenne de 300 grammes (nombre suffisant, vérifié par nos essais) de substance conservatrice à introduire chez un enfant qui vient de naitre, on peut trouver facilement la quantité moyenne de mélange conservateur pour un cadavre de tel ou tel âge. Il faut multiplier le nombre 300 par la quantité qui exprime la relation entre le poids à la naissance et le poids moyen pour chaque âge.

Tableau indiquant, d'après l'âge et le poids des individus, la quantité de matière à injection à employer.

AGES.	Poids des individus d'après Quetelet (hommes).	Relation entre le poids à la naissance et le poids moyen à chaque âge.	Quantité à injecter.
0	3k·20	» »»	0k·300
1	9 45	2 95	0 885
2	11 34	3 50	1 050
3	12 47	3 90	1 170
4	14 23	4 40	1 320
5	15 77	4 90	1 470
6	17 24	5 40	1 620
7	19 10	6 00	1 800
8	20 76	6 50	1 950
9	22 65	7 10	2 130
10	24 52	7 70	2 310
11	27 10	8 40	2 520
12	29 82	9 30	2 790
13	34 38	10 70	3 210
14	38 76	12 10	3 630
15	43 62	13 60	4 080
16	49 67	15 50	4 650
17	52 85	16 50	4 950
18	57 85	18 10	5 430
20	60 06	18 80	5 640
25	62 93	19 70	5 910
30	63 65	19 90	5 970

Si on examine les nombres indiquant le poids des individus et qu'on les compare à ceux qui expriment la quantité de liquide à injecter, on verra que cette dernière représente une quantité qui oscille entre le neuvième et le dixième (soit de 10 à 11 p. 100) du poids des sujets.

On a ainsi une base presque certaine pour déterminer d'avance, après avoir fait préalablement la pesée du corps, la quantité du mélange à injection qui doit être préparée. Nous ne citons que le poids moyen des hommes, la différence entre leur poids et celui des femmes n'étant pas assez importante pour le but que nous nous proposons.

En somme, nous ne saurions trop le répéter, nous n'avons pas voulu établir une loi de laquelle on ne puisse s'écarter; nous avons voulu, au contraire, en donnant des chiffres approximatifs, permettre aux personnes, qui voudront bien consulter notre travail, de savoir à peu près dans quelles limites elles devront se renfermer pour combiner la préparation des injections. Ce sera alors à elles de modifier suivant les cas et les circonstances ces quelques données que nous nous sommes permis de publier.

Maintenant que nous avons établi les indications relatives à cette première partie de l'opération, nous allons essayer de voir quels sont les signes qui en indiquent la fin.

Signes indiquant la fin de l'opération. — Nous avons signalé plus haut les modifications qui se produisent, quand on fait l'injection, le gonflement, le durcissement des tissus, la réplétion des vaisseaux artériels ou veineux superficiels, les taches et saillies qui surviennent selon qu'on emploie telle ou telle substance et enfin l'écoulement des liquides par les ouvertures naturelles ou artificielles.

Il faut savoir, en faisant l'injection, que les liquides conservateurs de densité assez faible, dont le principal véhicule est l'eau où l'alcool sont rapidement absorbés, et dans ce cas il est nécessaire de surveiller attentivement l'opération. Avec la glycérine au contraire, celle-ci marche plus lentement et permet une attention moins grande.

Mais des faits que nous rappelons ici, les plus importants à bien observer, si on opère sur un cadavre complet, seront le gonflement, le durcissement des parties et l'écoulement des liquides par les ouvertures naturelles, surtout la bouche et le nez.

Ainsi, dès que l'on verra le ventre se tuméfier, il faudra se tenir prêt à arrêter l'injection ; on la laissera toutefois se continuer encore, tant que cet état ne sera pas trop marqué, cessant seulement l'opération, lorsque les membres supérieurs et inférieurs commenceront eux aussi à augmenter de volume. De plus quand une certaine quantité de liquide commencera à s'écouler, surtout par la bouche et le nez, on devra voir dans ce phénomène l'indication de cesser.

Les veines superficielles ou les artères ne sont pas toujours apparentes ; cependant, lorsque cet état se produira, les veines gorgées de liquide, mais pas d'une manière exagérée, indiqueront aussi le terme de l'injection. Avec les injections partielles, faites sur des membres, un signe excellent est l'état de la veine placée à côté de l'artère et il convient de cesser l'opération lorsque celle-ci aura doublé à peu près de volume.

Tels sont les faits les plus importants à signaler; en apportant un peu d'attention dans leur observation, on arrive bien vite à se tirer d'embarras et à réussir parfaitement. Il est toutefois deux écueils qu'il faut éviter : c'est d'injecter trop peu ou trop fortement. En mettant trop peu de substance conservatrice, le liquide n'arrivant pas exactement dans toutes les parties des tissus, ceux-ci se putréfient plus facilement. En injectant trop complètement, on conserve bien, cela est vrai, mais on obtient des préparations qui laissent à désirer, surtout si on doit disséquer peu de temps après l'opération. En effet, les tissus sont infiltrés par la matière conservatrice, et on sait combien est désagréable la dissection de pareils sujets.

Cependant il est quelquefois nécessaire d'amener le cadavre à cet état : c'est lorsque l'on veut longtemps conserver un sujet, l'empêcher de se dessécher et ne pas le livrer de suite à la dissection. Dans ce cas il est convenable de pousser un peu plus d'injection que d'habitude. Par contre, il est aussi des circonstances, dans lesquelles on peut injecter un peu moins, lorsque les cadavres doivent servir à la médecine opératoire et ne pas attendre trop longtemps avant d'être distribués.

Epoque où on peut commencer les dissections. — Avant de terminer ce sujet, il est bon d'examiner la question pratique de savoir combien de temps après l'injection conservatrice, il est possible de disséquer ou de faire d'autres opérations.

Si un besoin extrême de cadavres se fait sentir, il n'y a point d'impossibilité absolue à disséquer presque immédiatement. Cependant, si la chose n'est pas indispensable, il y aurait, à notre avis, quelque inconvénient, au point de vue de la durée de la conservation, de se servir de suite du cadavre. En général, et quant à nous, nous croyons de beaucoup préférable d'attendre au moins vingt-quatre heures (deux ou trois jours seraient préférables encore) avant de livrer les sujets conservés.

Cette période de temps permet aux tissus de s'imbiber plus intimement du liquide conservateur, de faire corps avec lui et on comprend sans peine que la conservation en sera d'autant plus longue. Ainsi lorsqu'on travaille sur une pièce qui vient d'être injectée, le mélange conservateur se trouve encore en partie dans tout le système circulatoire, et dès qu'on sectionne un vaisseau, la solution s'en écoule immédiatement. En attendant un jour ou plus avant de commencer, il n'y a plus de liquide conservateur que dans les veines et encore n'y est-il pas en grande quantité; il a passé par les vaisseaux capillaires dans l'intimité des organes, des tissus, et dès qu'on sectionne ceux-ci il ne s'en écoule que fort peu, ce qui ne nuit plus en rien à la conservation.

De plus la dissection se fait plus facilement en attendant quelque temps, parce que les tissus ne sont plus alors infiltrés du liquide et acquièrent même à la longue une certaine dureté, qui n'est pas défavorable pour faire de bonnes préparations.

Soins à prendre pour conserver en bon état les cadavres à livrer aux dissections. — Lorsqu'on veut conserver des cadavres injectés et ne pas en faire de suite la distribution, les parties déclives se gorgent du liquide anti-putride en même temps que de celui des tissus, par l'effet même de leur pesanteur, et tandis que les autres points sont de bel aspect et de dissection facile, celles-ci au contraire ont, dans le tissu cellulaire surtout, une quantité telle de matière à injection, que la difficulté du travail est beaucoup plus considérable.

Pour éviter cet inconvénient, on peut forcer les liquides à se répandre d'une manière plus uniforme dans toutes les parties, en ayant soin pour cela de mettre dans des positions différentes, et chacune à leur tour, les régions latérales, antérieure et postérieure des sujets. Dans ce cas au lieu de mettre le cadavre sur un plan aussi résistant qu'une table d'amphithéâtre et qui par là déforme les parties, nous croyons qu'il y aurait grand avantage à les déposer sur une couche bien épaisse de sciure de bois, en ayant soin de la renouveler de temps en temps pour l'empêcher de devenir trop humide.

Quand les cadavres sont en contact avec de l'eau, ou placés sur des tables ou dans des endroits humides, sous ces influences l'épiderme s'en va facilement et souvent par longues lamelles. De là résulte un inconvénient, parce que cette enveloppe préserve, pendant longtemps, le derme et les tissus sous-jacents de la dessiccation, et que celle-ci se manifeste alors presque immédiatement, augmentant de jour en jour et nuisant en cela à la facilité des dissections futures. En essuyant de temps en temps les cadavres avec des linges secs, en ayant soin d'enlever chaque jour l'eau qui pourrait se trouver sous eux, on évite cet inconvénient qu'on pourrait encore mieux combattre en entourant complètement les corps au moyen de sciure de bois.

Mais ce n'est pas tout encore ; si on attend longtemps avant de distribuer les sujets, les extrémités de ceux-ci, les mains et les pieds, ainsi que la face, se dessèchent.

Le meilleur moyen de surmonter ces quelques difficultés et d'obtenir de bons résultats est, à notre avis, de procéder comme on fait à Londres et de noyer pour ainsi dire dans une couche profonde de sciure de bois les cadavres qu'on se propose de distribuer plus tard pour les travaux de dissection. On évite par ce moyen et tout à la fois, la dessiccation si prompte des extrémités, la desquamation épidermique et, en ayant soin de varier les positions données aux sujets, l'infiltration des parties déclives.

Ces cadavres devront, dans tous les cas, en attendant leur mise sur les tables de l'amphithéâtre, être placés dans des endroits spacieux, bien aérés, non humides et surtout ne pas être entassés les uns sur les autres.

Nous osons espérer que, dans les données que nous nous sommes efforcés d'exposer aussi clairement que possible, on pourra puiser quelques renseignements utiles et éviter de cette manière une partie des difficultés inhérentes au début de pareilles recherches.

C'est aussi pour cela que nous avons indiqué dans cette partie de notre travail les résultats auxquels nous sommes parvenus et que nous avons insisté avec soin sur les faits dont l'importance nous paraissait la plus grande.

DEUXIÈME PARTIE

ETUDE DES SUBSTANCES CONSERVATRICES.

Des substances empêchant l'action de l'humidité.

SELS ET DISSOLUTIONS SALINES.

Les procédés de conservation, fondés sur l'emploi des sels neutres à base alcaline ou alcalino-terreuse, sont les plus anciens, et doivent probablement leur origine à l'emploi d'une partie d'entre eux pour les salaisons. Ce sont certaines de ces substances qu'auraient employées les anciens anatomistes, Ruysch, Swammerdam, Louis de Bils, Clauderus, etc., qui tous, gardant le secret sur leurs procédés, ont exagéré au dernier point les résultats auxquels ils étaient arrivés.

Modes d'action et d'emploi. — Ces sels agissent en absorbant l'eau de constitution des tissus, enlevant par là un élément important de putréfaction. Pour obtenir ce résultat, il faut ou les utiliser à l'état de cristaux, ce qui ne peut être fait pour le but que nous nous proposons, ou bien en faire des solutions saturées, qu'on fera pénétrer par les vaisseaux. Tout d'abord celles-ci, en absorbant les liquides de l'organisme, se les associent et forment des dissolutions moins concentrées; mais comme la dessiccation et l'évaporation marchent assez promptement, les cristaux se forment avec non moins de rapidité dans toutes les parties de la pièce. C'est là un grave inconvénient, nuisant à la facilité des dissections, car, à chaque instant, les instruments s'émoussent sur les arêtes aiguës des formations cristallines.

Si on veut éviter ce désavantage, et si l'on fait des solutions moins concentrées, la conservation proprement dite, qui déjà, de la manière précédente, se fait d'une façon assez défectueuse, n'aura plus lieu du tout et les pièces ou les cadavres se putréfieront. Ces faits du reste ont été bien saisis par les anatomistes qui, s'ils se sont servis de dissolutions ne présentant pas l'inconvénient de déposer des cristaux, ont toujours eu soin d'adjoindre à ces produits des substances ayant des qualités conservatrices plus accusées.

D'autres personnes ont aussi employé les sels à un autre point de vue : bien souvent, en utilisant le chlorure du sodium ou le nitrate de potasse, on a pour but, sinon d'aviver la couleur des muscles, au moins d'empêcher leur décoloration d'être aussi prompte. Tel a été aussi notre but, et nous pouvons dire qu'à la suite d'essais comparatifs faits avec des solutions de chlorure de sodium, de nitrate de potasse et d'acétate de soude, il résulte pour nous que ce dernier sel a donné seul des résultats satisfaisants. Ces recherches sur l'acétate de soude ont été entreprises à la suite d'une communication de M. Sacc, sur un nouveau moyen de conserver les viandes. (Compt.-rend. Ac. sc., 22 juil. 1872.)

Nous ne croyons pas qu'il soit intéressant d'insister en particulier sur chacun des sels employés et de parler des résultats obtenus, ceux-ci se résumant en général dans ce que nous venons de dire.

Nous ne ferons donc qu'énumérer les principaux d'entre ces sels. On a surtout fait usage du chlorure de sodium (sel de cuisine) et du nitrate de potasse (salpêtre). Cependant on en a encore employé un certain nombre d'autres dont les principaux sont : les chlorures de calcium (Gannal, Straus-Durckheim), de barium (Blandet, *Gaz. hôp.*, 1852), de potassium, le sulfate de soude (Gannal, Sucquet, Bobierre, Ac. sc., 1846,), le carbonate de soude (Pelletan), le chlorhydrate d'ammoniaque, le nitrate de chaux (Straus-Durckheim), etc. (1).

(1) Pendant les recherches qui viennent d'être faites dans le courant de l'année 1872 pour conserver les cadavres des hôpitaux de Londres et les livrer plus tard aux dissections, il semble qu'en raison de son inefficacité, on ait laissé de côté la méthode de conservation au moyen des dissolutions salines. En effet à l'*hôpital de Londres* où la méthode, dite de Dublin, était autrefois employée, on n'a fait aucun essai de conservation. Cette méthode consiste à laver les vaisseaux avec une dissolution étendue de sel commun. Cette opération terminée, on injecte une solution saline de sel commun et de nitrate de potasse et on plonge les cadavres dans un bain salin. Pour avoir de bons résultats *il est nécessaire d'agir sur des cadavres maigres et bien conservés*. (*The Lancet*, 1872. II p. 504).

De l'examen que nous venons de faire nous conclurons à l'abandon des sels employés *seuls*, parce qu'ils ne peuvent conserver, et lors même qu'on se sert des solutions saturées on se trouve en présence de nouvelles difficultés, qui doivent encore les faire proscrire.

GLYCÉRINE.

Cet alcool a été employé seulement à partir de 1846, comme substance conservatrice. A cette époque « M. Warington (*De la glycérine. Demarquay*, 1863) reconnut la propriété que possède la glycérine de préserver de la putréfaction les substances végétales et animales et prit un brevet pour la conservation des viandes au moyen de cet agent. »

En 1855, M. le Dr Demarquay (*loc. cit.*) commença des essais avec cette substance et obtint les résultats assez remarquables.

On a continué depuis cette époque à faire des essais avec la glycérine. Mais peu à peu on la reconnait insuffisante et on l'associe à d'autres agents.

Dès 1862, M. le Dr Duchenne de Boulogne, expérimente avec M. Vasseur, le procédé de M. Van Vetter, chef des travaux anatomiques à l'Université de Gand (mélange de glycérine, de cassonade et de nitrate de potasse (Soc. de méd. de Paris, 1867).

Enfin, en janvier 1865, M. le Dr Laskowski fait ses premiers essais d'une manière régulière avec cette substance à laquelle il associe de l'acide phénique et d'autrès agents conservateurs.

Nous examinerons les divers résultats fournis par la glycérine seule ou associée à d'autres produits, et enfin, nous appuyant sur les faits publiés, sur les communications de M. le Dr Laskowski et sur nos recherches à ce sujet, nous essayerons d'apprécier la valeur des procédés employés.

Mode d'action. - Le mode d'action de la glycérine est analogue à celui de l'alcool. Elle agit, par sa tendance à pénétrer intimement les tissus, en prenant la place des liquides qui s'y trouvent renfermés. Ces liquides éliminés, la pièce se racornit, diminue considérablement de volume. Les pièces se conservent aussi longtemps qu'elles restent ainsi plongées, mais, dès qu'on les retire du liquide, la putréfaction n'est plus empêchée, surtout si on opère par les fortes chaleurs. La glycérine seule n'arrête pas le développement des moisissures, des ferments de toute espèce, des larves de la Calliphora vomitoria et on se voit obligé de l'associer à d'autres agents qui permettent de lutter avec efficacité contre la putréfaction.

Etat des parties. — Si l'on plonge un cadavre intact dans ce liquide, les modifications produites sont différentes de celles qui surviennent lorsque l'on fait une injection artérielle.

Dans le premier cas, déjà, au bout de vingt-quatre heures de séjour dans ce liquide, on voit la pièce, prenons par exemple un membre, diminuer de volume; elle est comme rétractée, les articulations sont peu mobiles et cet état ne fait que croître en raison directe du temps pendant lequel on la laisse dans ce bain. La peau prend une couleur légèrement brunâtre, les muscles perdent déjà un peu de leur coloration; ils tendent à devenir gris brunâtre. Non-seulement les pièces présentent le toucher onctueux de la glycérine, mais il y a même une sorte d'enduit gélatineux ou plutôt glaireux à la surface. Si on retire cette pièce au bout de vingt-quatre ou quarante-huit heures et qu'on la laisse exposée à l'air, elle reprend déjà le lendemain une partie de son volume et au bout de peu de jours son aspect, sa consistance seront ce qu'ils étaient auparavant, moins une légère décoloration. Ces parties prennent encore une autre disposition : elles viennent un peu transparentes; les tendons sont translucides. Les modifications sont d'autant plus considérables que la pièce a subi un séjour plus prolongé dans la glycérine. Pour nous rendre bien compte de ces divers phénomènes nous avons procédé ainsi :

Le 15 février, à l'Ecole pratique, on met dans de la glycérine officinale, marquant 28° B. huit tranches musculo-cutanées de six cent. à peu près d'épaisseur, provenant des cuisses d'un sujet mort le 10. Tous les jours, on retire un de ces morceaux et on le met en observation, de telle sorte que ces pièces sont restées plongées dans la glycérine vingt-quatre, quarante-huit heures, etc. Depuis le 15 février jusqu'au 11 août on suit les modifications qui s'étaient produites. On ne remarque de moisissures que sur les portions qui sont restées plongées le moins longtemps (vingt-quatre et quarante-huit heures) et jamais des signes de putréfaction. Ces morceaux exposés à l'air et au soleil ont subi un changement de couleur et de consistance à l'extérieur. Les muscles sont noirâtres et la peau transparente, comme nous le disions plus haut, et à la périphérie la dessiccation, quoique peu accusée, a été assez considérable pour empêcher les mouches de venir déposer des œufs. Au 1er avril déjà les divers morceaux sont en cet état qui s'est à peine modifié par la suite. Il s'est produit par une température moyenne assez basse, 8°,1 (du 15 février au 1er avril). La température moyenne des mois d'avril, mai, juin, juillet est de 15°,2, mais la modification qu'a subi, toute la masse a été assez considérable pour empêcher dorénavant la putréfaction de se développer. Du reste, si ces phénomènes ne s'étaient pas produits et si surtout les pièces avaient été d'un plus grand volume et sorties du bain pendant les températures élevées de l'été, les Diptères auraient certainement déposé des œufs, et la putréfaction serait survenue.

Les pièces les plus flexibles sont celles qui ont absorbé le plu longtemps de la glycérine. Nous ne pouvons mieux comparer la consistance de tous les muscles qu'à celle du caoutchouc et en y faisant une incision profonde on remarque qu'ils ont l'aspect général de ce produit. Cependant en y mettant plus d'attention, on peut voir que si l'extérieur des muscles est gris brunâtre, les parties centrales sont de couleur carmin foncé.

Diverses portions, mises à ce moment dans de l'eau ordinaire, et laissées pendant deux ou trois jours, se sont peu à peu ramollies, la transparence a disparu, la consistance est celle de la viande fraîche, mais la couleur rappelle celle de la viande bouillie à la périphérie, et est au contraire rosée dans les parties centrales. Ce résultat curieux nous frappa vivement et nous ne pouvons attribuer cette décoloration si complète des parties externes qu'à une action solaire et atmosphérique, analogue à ce qui se passe journellement lorsqu'on laisse exposés à l'air et au soleil des tissus colorés en rouge ou en rose. Les pièces mises dans l'eau se putréfient assez rapidement.

Avant d'aller plus loin, nous croyons devoir insister sur ce phénomène curieux : Nous avons vu que la pièce se racornit, perd sa flexibilité en raison du temps qu'elle reste dans le bain glycériné. Nous avons dit que cet état ne persiste pas dès qu'on laisse les pièces exposées à l'air et que déjà au bout de quelques jours elles ont repris à peu près leur volume et leur consistance première.

Quels phénomènes se sont produits? Tout d'abord la glycérine a fait disparaître des tissus, l'eau de constitution et les a racornis. Mais ces mêmes parties, exposées ensuite à l'air, y ont puisé une suffisante quantité d'humidité pour reprendre leur forme et rendre aux articulations leurs mouvements. Ces pièces ne se déssèchent plus alors; elles prennent tout au plus la consistance du caoutchouc. Cette qualité précieuse de la glycérine, d'empêcher la dessiccation des pièces exposées à l'air, a reçu des applications sur lesquelles nous reviendrons plus loin.

Lorsqu'on injecte de la glycérine par les vaisseaux artériels, les phénomènes, que nous avons exposés plus haut, ne se produisent plus. La glycérine n'élimine pas l'eau comme dans un bain, elle est obligée de se combiner avec les liquides de l'économie. Par cela même le racornissement ne survient pas.

Toutefois la couleur des muscles persiste peu; ils sont d'abord gris rosé, puis restent gris brunâtre. La peau, les tendons, le tissu musculaire sont aussi transparents, surtout dès que la pièce subit un commencement de dessiccation.

La conservation par ce moyen nous a paru moins longue que si on opère avec les bains, parce que cette dernière méthode permet d'éliminer des produits hâtant la putréfaction, comme les liquides des tissus, remplacés immédiatement par la glycérine; et quand alors, la pièce exposée à l'air, absorbe une certaine quantité d'eau, la glycérine a imprimé des modifications assez profondes pour la manifestation moindre de la décomposition. En somme dans l'emploi des bains toute l'eau des tissus a disparu et au contraire avec l'injection on n'a pas éliminé ces liquides.

Les résultats que nous avons obtenus par ces divers moyens semblent prouver ce que nous avançons, c'est-à-dire que la conservation est moins longue par les injections que par les bains. Ainsi douze jours après une injection glycérinée, avec une température plus basse que pendant les essais faits avec les bains, (7° 1 C.) une certaine odeur de putréfaction envahit la pièce (un membre inférieur), dix-sept jours après (moy. 9°,2 C.) cet état a progressé : il y a des moisissures en divers points, et l'odeur qui se dégage n'est pas celle de la putréfaction franche ; elle est bien plus désagréable et rappelle celle de produits d'épicerie avariés, particulièrement de poissons mal éonservés. Au 10 mars, en raison de cet état de plus eu plus acéusé, nous sommes obligés de jeter la pièce.

Enfin des essais, entrepris par des températures moyennes de 15 à 20° C., nous ont encore montré qne la putréfaction à cette époque n'était pour ainsi dire plus empêchée et quatre à cinq jours après l'injection, les pièces étaient pleines d'œufs et de larvers de la Calliphora vomitoria, en même temps qu'une couleur verdâtre avait envahi les tissus.

Du reste, nos observations concordent bien avec celles de MM. Demarquay, Ambrosoli (Gaz. Lomb. 39, 1858. *Schmidt's Jahrbücher*, 102, p. 153), Van Vetter, Laskowski, qui sont arrivés à reconnaître l'insuffisance de la glycérine comme moyen conservateur, surtout pendant les fortes chaleurs de l'été.

Des faits que nous venons de signaler, il est permis de conclure, que la glycérine employée seule comme substance conservatrice est insuffisante ; que si elle peut, en hiver, retarder plus ou moins bien la décomposition organique, elle est, en été, et dès que la température s'élève en moyenne à 10° C., complètement incapable de s'opposer aux agents de la putréfaction. Aussi ne croyons-nous pas aux propriétés antiseptiques qu'on a voulu attribuer à la glycérine. Cependant, si cette substance ne possède pas des qualités conservatrices absolues, elle a cependant un avantage incontestable et des plus précieux, c'est celui d'empêcher la dessiccation des tissus que l'on veut conserver.

De la glycérine associée à d'autres substances.

C'est en raison même de l'inefficacité de la glycérine, comme moyen conservateur, qu'on a cherché à l'associer à d'autres substances et c'est dans cette catégorie que se rangent à peu près les méthodes modernes de conservation des cadavres.

Procédé Van Vetter. — La méthode de cet auteur, essayée surtout en France par M. le Dr Duchenne de Boulogne, est destinée à obtenir la conservation prolongée de pièces à mettre dans les musées ou les collections particulières. La solution conservatrice se compose de : 7 parties de glycérine à 22° environ, 1 partie de sucre brut naturel, 1/2 partie de nitre.

Nous ne croyons pas qu'au point de vue de la conservation temporaire des cadavres, il soit possible de retirer de bien grands avantages de cette solution. A notre avis, il n'entre pas dans sa composition des matériaux capables de détruire les ferments.

Le sucre aussi bien que le nitrate de potasse ne peuvent empêcher le développement des moisissures, des vibrions, et nous avons vu plus haut que la glycérine n'arrête en rien les transformations des œufs de la Calliphora vomitoria. Au point de vue des résultats il y a peu de différence avec l'emploi de la glycérine seule et les pièces conservées par ce moyen, que M. le Dr Nicaise, professeur agrégé, a bien voulu nous faire voir à l'amphithéâtre de Clamart, nous ont semblé à peu près analogues à celles injectées avec de la glycérine seulement. On retomberait donc, ou à peu près, dans les inconvénients que nous signalions à propos de la glycérine et nous rejetons on le sait cette substance comme insuffisante.

M. le Dr Laskowski a aussi employé une méthode mixte et a associé la glycérine à une substance antiseptique, l'acide phénique. Nous examinerons ce procédé et les divers résultats auxquels nous ont conduit nos expériences sur ce point, lorsque nous nous occuperons de l'acide phénique et alors nous présenterons dans leur ensemble les recherches que nous avons faites et les conclusions qu'il est possible d'en tirer.

Dans le courant de l'année 1872 dans les hôpitaux de Londres (loc. cit.), on a fait de nombreux essais sur la conservation des cadavres, et on a combiné la glycérine à diverses substances, dont les principales sont l'acide phénique et l'acide arsénieux.

ALCOOL.

L'alcool ordinaire, plus ou moins concentré, dont on s'est servi comme substance conservatrice, agit en éliminant l'eau des tissus et en prenant sa place. C'est sur ce principe qu'est fondée la conservation des pièces que l'on place en bocaux. Les tissus qui y sont plongés acquièrent de la dureté, se rétractent en même temps qu'ils se décolorent.

On l'a utilisé comme véhicule dans les injections conservatrices, mais c'est une substance trop dispendieuse pour que son usage soit généralisé; de plus, si on emploie l'alcool sans lui adjoindre aucun autre agent conservateur, il disparaît rapidement par suite de son évaporation et n'empêche en rien le développement de la putréfaction. Pour ces deux raisons, sa cherté et sa volatilité, l'alcool ne peut être mis en usage pour la conservation temporaire des cadavres.

Substances empêchant l'oxydation des tissus par suite de leur affinité pour l'oxygène.

ACIDE SULFUREUX.

L'emploi de cette substance n'est pas de date récente; déjà en 1810 Poutet (de Marseille) dans une lettre adressée à Parmentier dit qu'il s'en sert pour muter (sic) du sang de bœuf (*Journ. de Chevallier*, série V, 6. p. 558). S. Davy (*Trans. of the Society med. chir. of the Edinburgh*, vol. III, *et Journ. de Chevallier* série I, 5. p. 604), Lauth (*loc. cit.*) recommandent ce gaz en solution aqueuse. M. Dupré, dans les expériences comparatives qui furent instituées concurremment avec les procédés de MM. Sucquet et Gannal, dans le courant de 1847 (B. Ac. méd., t. XII, p. 463) l'essayait aussi en l'associant à l'acide carbonique. Depuis cette époque, on s'est peu servi de ce moyen conservateur pour les applications à l'anatomie et on a fait surtout avec lui des essais pour la conservation des viandes de boucherie. Cependant dans ces derniers temps en Allemagne, le Dr H. Peters, médecin de bains à Elster, (*Schmidt's Jahr.*, 149, p. 103) a expérimenté ce gaz et il nous sera possible de puiser dans son travail des renseignements qui, joints à ceux des publications françaises, nous permettront d'apprécier la valeur conservatrice de cet acide.

Mode d'emploi. — S. Davy, Lauth, nous l'avons dit, conseillent de se servir de ce gaz en le mélangeant à de l'eau et de plonger les pièces dans cette solution. M. Dupré faisait parvenir le mélange d'acides sulfureux et carbonique dans les tissus en l'injectant, pour ainsi dire, directement dans les artères.

Le Dr H. Peters a procédé selon la méthode employée pour la conservation des viandes de boucherie ; il met le sujet à conserver dans une auge (sic), qui sera en raison directe de la dimension des parties, et après avoir allumé de la fleur de soufre il ferme hermétiquement le récipient. Il renouvelle plus ou moins souvent la combustion de la fleur de soufre, fait l'opération en plusieurs séances, à quelques jours d'intervalle et de cette manière brûle de 5 à 7 k. de soufre pour un adulte. Nous allons résumer sa manière d'opérer et on comprendra facilement combien d'inconvénients présente cette méthode. Le 29 oct. 1870, à l'école de médecine de Leipzig, il place dans l'auge un cadavre d'homme, auquel *il enlève les viscères pectoraux et abdominaux* et au moyen d'éponges absorbe toute l'humidité de ces cavités. Le rectum est lié et coupé près de son extrémité. On n'ouvre pas le crâne. On introduit un morceau de bois entre les deux mâchoires afin de permettre aux vapeurs de pénétrer dans la cavité buccale. Les bras sont relevés au-dessus de la tête, les cuisses écartées et les genoux pliés pour faciliter le contact des vapeurs ; il faudrait chez les femmes placer un tuyau dans le vagin. Les préparatifs accomplis on met le feu au soufre et on lute l'appareil. Tous les jours ou tous les deux jours jusque vers le 15 novembre on ouvre le récipient et on y fait brûler du soufre, tandis que de temps à autre on prend soin de retourner le cadavre.

On voit facilement combien ce mode opératoire est compliqué surtout pour ne pas donner des résultats excellents.

Mode d'action. — Le gaz agit en supprimant un des éléments de la putréfaction. Il absorbe l'oxygène de l'atmosphère, se l'assimile, passe alors à l'état d'acide plus oxygéné, d'acide sulfurique. Mais nous croyons que la réaction chimique doit être plus complète et que, en présence des sels renfermés dans les tissus ou les liquides de l'économie, il forme des sulfites qui plus tard se transforment en sulfates. La conservation du cadavre aura comme limite, ou à peu près, le point de saturation de l'acide sulfureux, c'est-à-dire le moment où tout l'acide sera transformé et où l'oxygène au lieu d'agir sur lui portera son action immédiate sur les tissus.

Etat des parties. — Les premières expériences du Dr H. Peters, commencées le 30 septembre 1870 et faites sur des morceaux de viande de boucherie ou sur des lapins, lui ont montré que « dans son quart extérieur la chair est grise et parcheminée et que l'intérieur est semblable à la chair fraîche. » et que plus de trois mois après il n'y a pas de trace d'odeur de putréfaction.

Le cadavre sur lequel il opère le 29 octobre est au 2 novembre dans l'état suivant : « les parois de la poitrine et de l'abdomen ainsi que les muscles libres, comme le psoas ont une couleur claire d'un gris rougeâtre. L'incision des parties molles, d'un bras et d'une cuisse ne font reconnaître aucun changement sensible de couleur. »

Le 12 décembre, il n'y a pas la moindre odeur et on peut disséquer facilement, comme sur un cadavre frais, les muscles, les vaisseaux et les nerfs d'un bras. La couleur des muscles est assez claire, la consistance normale. Le 15 décembre, ouverture de la cavité crânienne ; le cerveau est putréfié.

« *Il est donc indispensable avant d'introduire le cadavre dans l'auge, de retirer le cerveau et d'exposer aussi à l'action des vapeurs la cavité crânienne.* »

D'autres essais ont donné les mêmes résultats, mais pour obtenir une bonne conservation le Dr H. Peters conseille toujours d'ouvrir toutes les cavités, y compris la boîte crânienne, et de soufrer séparément les viscères.

Jusqu'au commencement de janvier 1871 toutes les pièces mises en expérience étaient en assez bon état de conservation.

Les expériences que nous venons de relater prouvent que, si la conservation des membres a pu avoir lieu pendant les mois d'octobre, novembre, décembre et janvier, il n'en a pas été du tout de même des viscères, qui se putréfient dès qu'on ne prend pas la précaution de les enlever et de procéder séparément à leur conservation. C'est là une méthode conservatrice trop compliquée pour en retirer aucun avantage.

Avec le procédé de M. Dupré un cadavre au bout d'un an était en pleine putréfaction, mais il paraîtrait que les résultats auraient été meilleurs pour des conservations de deux à trois mois seulement.

Dans des solutions acqueuses (Le Canu, S. Davy) les parties tendineuses et le tissu cellulaire se transforment en une masse gélatineuse. Le sang prend la couleur et la consistance de la poix liquide. Les tissus fibreux, musculaire, nerveux, etc., ne semblent pas éprouver de changements apparents.

Si au lieu de commencer ses essais pendant les mois froids de l'année, le Dr H. Peters les avait faits pendant les fortes chaleurs de l'été, nous sommes persuadé que les résultats auraient été bien mauvais et que les asticots n'auraient été en rien gênés dans leur développement.

Du reste il y a quelques années M. le Dr Poggiale, pharmacien inspecteur de l'armée, chargé de suivre des expériences sur la conservation des viandes par ce moyen, a constaté l'impuissance de ce gaz et a conclu à son abandon.

Cette méthode conservatrice est donc insuffisante et trop compliquée (au moins celle de M. H. Peters) pour être appliquée en grand. Aussi la rejetons-nous, nous promettant par la suite d'indiquer des moyens conservateurs qui permettent une étude facile de l'anatomie, sans avoir besoin d'opérer sur les cadavres des mutilations aussi profondes que celles de l'enlèvement de tous les viscères.

SULFITES. — HYPOSULFITES.

C'est à M. le Dr Sucquet que l'on doit la découverte des propriétés conservatrices des sulfites et en particulier du sulfite de soude.

En 1845 il découvrit la propriété antiputride de ce sel neutre et dès 1846 son procédé était appliqué dans les amphithéâtres de Paris, à l'Ecole pratique et à Clamart.

A l'Ecole pratique de la Faculté on ne se sert plus, depuis deux ans, de cette substance; c'est aux amphithéâtres de l'Assistance publique, qu'on en fait encore usage ; c'est là que nous en avons constaté les résultats. Ceux-ci sont, du reste, depuis un an, bien inférieurs à ceux d'autrefois, ce qui tient, croit-on, à la mauvaise préparation de cette substance saline et des solutions conservatrices.

Il y a dans divers ouvrages une certaine confusion à propos de ces sels, résultant de ce qu'on emploie à peu près indifféremment tantôt le mot sulfite, tantôt celui d'hyposulfite, sans qu'on sache jamais exactement quelle est de ces deux substances celle qu'a utilisée surtout M. Sucquet. Cet auteur ne s'est servi que des sulfites et son dernier ouvrage parle seulement de l'emploi exclusif de ceux-ci.

Nous avons puisé nos renseignements dans les diverses publications qui ont été faites sur ce sujet, dans l'ouvrage tout récent de M. le Dr Sucquet (De l'embaumement chez les anciens et chez les modernes, et des conservations pour l'étude de l'anatomie, 1872), et enfin nous nous sommes appuyé sur les observations qu'il nous a été permis de faire à Clamart ou à la suite de nos propres essais.

SULFITE DE SOUDE.

Mode d'emploi. — M. Sucquet s'est servi de cette substance en l'introduisant dans l'organisme sous forme d'injection artérielle. La solution doit marquer 20° à 25° B. Il faut avoir soin de faire usage d'un sel parfaitement neutre, car s'il est alcalin la conservation est insuffisante et s'il est acide il altère le tranchant du scalpel. A l'école de Clamart, ces précautions ne doivent pas être bien observées, comme nous le signalions plus haut, et, du reste, le Dr Sucquet a reconnu le fait et a dit depuis longtemps déjà : « Depuis que les liquides, destinés aux dissections, sont sortis de « mes mains, leur préparation laisse trop souvent à désirer « comme concentration et comme acidité. Il s'ensuit que la con- « servation des sujets est moins durable et que les instruments « en sont altérés. »

Aussi a-t-il signalé autrefois la précaution suivante (Acad. sc. 1850, 48) : « Lorsque les solutions de sulfite de soude marquant « 24° ou 25° B ont été rendues neutres, au lieu d'y ajouter de « l'oxyde ferreux, je les fais séjourner actuellement pendant « 48 heures dans des tonnes contenant de la limaille de zinc. Il « se fait une petite proportion de sulfite de zinc et les solutions « de sulfite de soude y perdent leur action sur les instruments. »

On injecte la quantité moyenne de 5 à 6 litres de solution conservatrice pour un adulte. L'injection réplétive se fait en général 24 heures après cette opération.

Mode d'action. — Le sulfite de soude agit de la même manière que l'acide sulfureux. Celui-ci, on le sait, passe à l'état d'acide sulfurique par suite de son affinité pour l'oxygène. Le sulfite se transforme en sulfate, et les tissus, pendant la durée de cette réaction, sont soustraits à l'influence d'une cause de putréfaction. Cette conservation sera limitée au moment où tout le sulfite sera transformé en sulfate et sursaturé d'oxygène.

Etat des parties. — Des faits observés par nous aux amphithéâtres de Clamart, il résulte que les muscles perdent leur couleur et deviennent d'un rose grisâtre. Les nerfs, les artères ne changent pas d'aspect. La consistance de ces tissus, au début, ne semble pas modifiée. Les viscères abdominaux ou pectoraux ne sont pas altérés et servent fort bien pour l'étude. Le cerveau se putréfie facilement, et au bout de peu de temps ne peut être utilisé. M. Sucquet dit qu'un sujet peut se conserver « plus d'un « mois en hiver, et pendant plus de trois semaines en été. Les « sujets ainsi injectés ne subissent même pas l'altération putride « ordinaire. Ils sont à la longue envahis par les moisissures ; « dans une atmosphère sèche, ils se momifient insensiblement « au contraire. » (Sucquet).

« Tant que les téguments de sont pas enlevés, les tissus sous-« jacents se conservent longtemps avec leur qualité physique de « couleur, de consistance, de volume, etc. A chaque dissection « nouvelle, on découvre les chairs fermes et ayant l'aspect nor-« mal. » (Guérard, *An. d'hygiène publique,* XXXV.) Dès qu'une région a été disséquée et reste abandonnée au contact de l'air, elle finit par s'altérer, et alors, pour combattre la putréfaction, on badigeonnait autrefois les pièces avec une solution au chlorure de zinc (Sucquet, Ac. sc., 1846, I, 222).

Par suite de la formation de cristaux de sulfite de soude dans la masse des tissus, la dissection se fait peu facilement. Ces cristaux sont même visibles lorsque la dissection n'a pas encore eu lieu et « donnent à la peau une apparence irrégulière et granulée. » Aussi dès qu'une pièce est restée quelque temps exposée au contact de l'air et qu'une partie de l'eau a pu s'évaporer, on voit se produire, surtout à l'extérieur, un dépôt abondant d'efflorescences salines, qui nuisent beaucoup à la préparation. Les portions qui ont séché sont blanches par suite de ces dépôts salins. Pour empêcher cet état de se produire aussi rapidement et lutter en même temps contre la putréfaction, on badigeonne maintenant à Clamart la préparation au fur et à meure de la dissection, avec une solution contenant des acides phénique et arsénieux, de la glycérine et de l'alcool en proportions diverses ; nous en donnerons la composition en parlant de l'acide arsénieux. Ces formations cristallines au milieu des tissus sont, à notre avis, le plus grand inconvénient qui résulte de l'emploi du sulfite de soude ; les scalpels s'émoussent très-rapidement et à chaque instant on est obligé de les aiguiser. Mais cet inconvénient pourrait encore ne pas être une cause d'abandon de cette substance, si la conservation par ce moyen était parfaite et si de plus le prix de l'injection était bien inférieur à celui d'autres moyens conservateurs. En effet, si en hiver le sulfite de soude conserve suffisamment les sujets pendant une période d'un mois, en été la putréfaction n'est pas longtemps arrêtée et au bout de peu de temps les œufs de la Calliphora vomitoria, subissant leurs métamorphoses, transforment rapidement la pièce en une masse repoussante. Enfin le litre de la solution sulfitée revient en moyenne à 0 fr. 60 c., et il s'en suit qu'en admettant une injection de 5 litres pour un adulte, la dépense sera de 3 fr. par cadavre. Ces diverses raisons nous font abandonner l'emploi de ce moyen conservateur, remplacé maintenant par des substances plus actives, donnant des résultats meilleurs tout en étant moins chères.

Cependant la découverte de M. le Dr Sucquet a rendu de grands services et cet auteur a raison de dire : « Depuis 1846, plus de 30,000 sujets ont été injectés au sulfite de soude dans les deux grands amphithéâtres de Paris. A la facilité des études que cette méthode assure depuis vingt-cinq ans, il faut ajouter la salubrité qu'elle entretient autour de ces tables où se pressent tous les ans de nouvelles générations médicales. Les fièvres typhoïdes, autrefois trop fréquentes parmi cette jeunesse, ont aujourd'hui presque disparu. Les graves accidents qui succédaient autrefois aux blessures anatomiques et qui tous les ans frappaient quelque victime, ne se voient plus dans les salles d'anatomie. »

SULFITES DE POTASSE, D'AMMONIAQUE.

Les résultats obtenus avec le sulfite de potasse sont analogues ceux donnés par le sulfite de soude.

Quant au sulfite d'ammoniaque il présente certains avantages sur lesquels insiste M. Sucquet dans son dernier ouvrage. Il cristallise difficilement, et, par suite de cette propriété, est employé pour faire l'injection partielle du visage dans les embaumements et éviter sur cette partie les gros cristaux des sulfites de soude ou de potasse, qui modifient l'aspect général de la peau. Cette qualité serait peut-être une raison pour ne pas abandonner complètement l'usage des sulfites. Nous n'avons pas eu l'occasion de pouvoir essayer ce sel conservateur, mais une communication bienveillante de M. le Dr Léon Lefort, professeur agrégé de la Faculté, nous a permis d'apprécier les résultats donnés par ce composé. Ce savant maître nous a appris qu'à l'époque où il était prosecteur, faisant des recherches sur des moyens de conservation des cadavres, il avait reconnu les bons effets de ce sel, aussi bien au point de vue de l'action conservatrice proprement dite qu'à celui de l'état même des tissus.

HYPOSULFITE DE SOUDE.

L'hyposulfite de soude est indiqué par certains auteurs comme employé par M. Sucquet. Nous avons signalé plus haut l'erreur dans laquelle on est tombé et sur laquelle nous n'insistons plus. Nous avons essayé la solution hyposulfitée marquant 25° B et nous n'avons obtenu aucun résultat satisfaisant. L'hyposulfite de soude, quoique moins oxygéné que le sulfite et exigeant par conséquent une plus grande quantité d'oxygène pour se transformer en sulfate, n'offre pas des propriétés conservatrices plus accusées et présente tous les inconvénients que nous signalions, en parlant des solutions sulfitées sodiques. C'est assez dire que nous concluons aussi à l'abandon de l'hyposulfite de soude comme moyen conservateur.

En 1846, M. Ed. Robin (Gaz. hôp., 104, etc.) proposait l'emploi des hyposulfites de fer et de zinc pour conserver les cadavres, se fondant sur ce que ces sels joignaient aux avantages des hyposulfites ceux des sels de fer ou de zinc. M. le Dr Sucquet publia alors une note dans laquelle il rejetait complètement ces substances parce qu'elles décoloraient complètement les tissus et empêchaient les travaux de dissection.

Substances formant avec les tissus des composés imputrescibles.

Les sels de fer, de cuivre ou de plomb qui conservent en précipitant l'albumine ou la gélatine des tissus ne peuvent rendre d'utiles services parce qu'ils émoussent les instruments et changent l'aspect et la coloration des tissus. Nous ne croyons pas devoir insister sur les mauvais résultats qu'ils ont donnés.

CHLORURE DE ZINC.

M. le Dr Sucquet a le premier employé ce sel pour la conservation des cadavres et ses essais remontent à la fin de l'année 1844 (Ac. Sc., 1846, I, p. 222).

Depuis cette époque l'usage de cette substance a été à peu près adopté partout et pendant longtemps on en a retiré d'utiles avantages.

Mode d'emploi. — On a employé les solutions de chlorure de zinc, plus ou moins concentrées, soit sous forme de bains, soit sous forme d'injections artérielles.

M. Sucquet se servait, dans le début, de solutions marquant 40° B et c'étaient celles-là à son avis qui devaient être préférées. Mais il reconnut bientôt lui-même qu'elles avaient une action astringente trop énergique, qu'elles faisaient crisper et resserrer les tuniques artérielles des vaisseaux chez les enfants, et chez les vieillards coagulaient le sang resté dans leurs artères athéromateuses. Les injections furent donc moins concentrées et ne marquèrent plus que 15° ou 10° B.

Dans divers formulaires on donne des chiffres intermédiaires à ceux que nous venons d'indiquer et l'on conseille des solutions marquant 33 ou 36° B.

A Londres, William Burnett a pris un brevet pour la conservation des cadavres au moyen d'une solution contenant : chlorure de zinc 100 grammes, eau 800 grammes (officine de Dorvault, 1867, et Anatomie de Fort, 1868).

Au Val-de-Grâce, on a fait usage d'injections artérielles à 5 pour 100, conservant suffisamment et de bains au 1000e qu'on avait soin de renouveler tous les quinze jours. Les instruments par ce moyen étaient moins abîmés. (Nouv. dict. de méd. et de chir., art. Embaumements, par le Dr Jeannel, d'après M. Mathieu, 1870.)

Mode d'action. — Le chlorure de zinc, astringent en même temps que caustique énergique, conserve les cadavres en formant avec l'albumine ou la gélatine des tissus, un composé imputrescible qui persiste très-longtemps. Cette action est si complète et si prompte que si on agit avec ce sel sur des matières animales en pleine putréfaction, de couleur verdâtre et d'odeur plus ou moins repoussante, les phénomènes de décomposition s'arrêtent immédiatement. M. Grace Calvert (Ac. sc., 1872, LXXV, II, p. 1015, 1119) reconnaît au chlorure de zinc une action toxique sur les vibrions.

Etat des parties. — Après une injection avec ce produit conservateur, la peau se décolore fortement, les muscles, les tendons, les aponévroses, les nerfs, les artères prennent un aspect blanchâtre uniforme. A côté de ce changement de coloration des tissus en survient un autre bien manifeste; nous voulons parler de la consistance plus considérable des parties, modification qui pourrait bien être de quelque utilité, si la dissection n'était fortement entravée par suite d'altérations dans les instruments; ceux-ci s'émoussent et au bout de peu de temps sont hors d'usage.

Cela tient à une action chimique exercée directement sur l'acier des scalpels, qui noircissent en outre très-rapidement.

Dans les expériences faites par M. le Dr Sucquet comparativement avec les procédés de MM. Gannal et Dupré en 1847 (loc. cit.), la conservation d'un cadavre injecté au chlorure de zinc serait très-longue; au bout d'un an les muscles étaient blancs ainsi que le cœur et les viscères abdominaux; le cerveau n'était pas putréfié et il était possible d'en distinguer les substances grise et blanche.

Dès que les tissus imprégnés de ce sel sont exposés à l'air ils se dessèchent, se racornissent rapidement, ce qui cause de nouvelles difficultés pour les dissections. En même temps, la coloration blanchâtre disparaît et à la longue est remplacée par une couleur noirâtre.

Le chlorure de zinc n'empêche pas le développement des moisissures et ce sont là de nouveaux ennemis qu'il faut combattre si l'on veut conserver longtemps une pièce intacte. Le chlorure de zinc préserve pendant assez longtemps les cadavres de la putréfaction pour avoir pu très-bien être utilisé au point de vue de la conservation temporaire des sujets. Mais avec les nouvelles substances, qui ont été découvertes depuis un certain nombre d'années, on obtient des résultats bien supérieurs. Il faut donc laisser de côté une substance qui abîme rapidement le tranchant des scalpels et colore d'une manière uniforme les tissus, nuisant ainsi considérablement à la bonne réussite des travaux de dissection.

SULFATE DE ZINC.

Il y a une vingtaine d'années des discussions s'élevèrent devant les sociétés savantes parmi les diverses personnes qui avaient les premières utilisé ce sel comme moyen conservateur.

C'est à M. Straus-Durckheim que revient la priorité dans cette question (1842) (loc. cit.). Après lui le sulfate de zinc est employé successivement par M. Siret (1843) qui l'associe à l'essence d'amandes amères (Ac. sc., 1851, II, p. 714); M. Sucquet (Ac. sc., 1844, I. p. 481); M. Besse, qui l'utilise en faisant une solution complexe contenant : sulfate de zinc 5 kilos, sulfate de cuivre 0 kil. 500 gr., acide sulfurique 0 kil. 100 gr., eau 5 kil., M. Filhol (1846) (Ac. sc., 1851, II, p. 704), et seulement plus tard par M. Falconi (Ac. sc., 1851, II, p. 618.—«Quelques mots sur la conservation des pièces anatomiques et sur les embaumements» (extrait de la Presse médicale, 1853). On a associé le sulfate de zinc à d'autres substances conservatrices, le sulfate d'alumine (Homolle, Union médicale, 1861, 233), le vinaigre de bois (Prof. Bugde, Schmidt's Jahrbucher, 102, p. 152, Archiv von Virchow, XV, 172).

Au Val-de-Grâce, M. le Dr Léger, conservateur du musée, se sert de solutions sulfatées zinciques pour remplacer l'alcool et y plonge les pièces d'anatomie pathologique. Nous le prions de vouloir bien accepter nos remerciements pour les communications qu'il a bien voulu nous faire sur l'emploi de cette substance.

Mode d'emploi. — On a employé les bains et les injections artérielles. Si on utilise la solution de sulfate de zinc, pour conserver des pièces d'anatomie dans des bocaux, on peut recourir à des dissolutions contenant moins de substance saline; M. le Dr Léger n'introduit que 125 grammes de sulfate de zinc pour 1,000 grammes d'eau.

M. Straus-Durckheim recommande de se servir de solutions très-concentrées renferment 14 parties de sulfate pour 10 parties d'eau. Nous nous sommes servi d'un mélange de 400 grammes de sel et de 1 litre d'eau distillée. M. Filhol, à l'Ecole de médecine de Toulouse, faisait usage de deux espèces de liquides ; l'un, renfermant 250 grammes de sulfate de zinc par litre d'eau distillée, était suffisant pour conserver un cadavre pendant un mois, et l'autre, obtenu à chaud, contenait 500 grammes de sel par litre d'eau et servait pour des conservations plus longues ou plus difficiles à obtenir.

Mode d'action. — Le sulfate de zinc conserve en formant, probablement comme le chlorure de zinc, mais à quelques degrés moindres cependant, un mélange imputrescible avec l'albumine ou la gélatine renfermées dans les tissus. Peut-être a-t-il aussi comme le chlorure une action toxique sur les vibrions.

État des parties. — Les recherches que nous avons instituées sur cette matière concordent très-bien avec les observations signalées par M. Filhol, et plus récemment par le professeur Budge, mais nous sommes en désaccord sur plusieurs points avec les publications de M. Falconi.

Le 12 mai 1872, on injecte avec la solution au sulfate de zinc indiquée plus haut, deux bras d'un adulte mort le 8 mai, et un nouveau-né ayant succombé le 9. Pendant l'opération apparaissent, comme avec le chlorure de zinc, mais en moindre quantité, de petites taches blanchâtres. Nous suivons les résultats pendant près de soixante jours, et nous notons les faits suivants produits avec une température moyenne de 16°,7 C :

La peau est blanc grisâtre et conserve cet aspect pendant fort longtemps; en certains points se trouvent des taches, des lignes noirâtres, qui tranchent sur l'aspect général et qui tiennent à des petits caillots noirâtres dans les veines cutanées. L'épiderme reste pendant longtemps assez adhérent. La graisse est de couleur normale. Les muscles sont grisâtres, décolorés, ayant plus ou moins l'aspect de la viande bouillie. Leur consistance est peut-être un peu accrue. Les tendons, les aponévroses sont blanchâtres et faciles à isoler des autres parties. Les artères ne sont pas modifiées, les veines renferment les petits caillots dont nous parlions, les nerfs sont nettement blancs, un peu durs et faciles à isoler. Mais si la conservation de ces divers tissus était assez satisfaisante, il n'en était plus de même pour les viscères. Un mois après l'injection, nous ouvrons les cavités abdominale et thoracique, et nous trouvons les intestins de consistance gélatineuse, ramollis et se déchirant dès qu'on cherche à les déplier. Ils ont cette consistance glaireuse qu'acquéraient les mollusques et les zoophytes plongés dans ces sortes de solutions (Straus-Durckheim). Le foie, la rate, les reins sont de couleur grisâtre, se déchirent et se réduisent facilement en bouillie. Les poumons sont noirs, gorgés d'une matière qui n'est autre que le sang mélangé à la solution conservatrice et dont la consistance et l'aspect sont ceux de la poix semi-liquide. Ces organes, de même que le cœur, sont ramollis. Quant au cerveau, sa consistance est semi-fluide; mais, comme cet état est toujours le même en opérant sur des nouveau-nés, il ne nous est pas possible de conclure à cet égard.

La dessiccation des diverses pièces mises en expérience s'est faite assez lentement, et au bout de soixante jours il n'y a, à peu près, que les parties où la peau est enlevée qui ont séché. Dans les autres points, les muscles, les nerfs, etc., ont l'aspect que nous notions plus haut ; les articulations sont encore mobiles. En séchant, les muscles sont devenus noirs, les aponévroses restent blanches, les nerfs et les artères ressemblent à des fils grisâtres. Mais en même temps que ces modifications se produisent dans la masse des tissus et particulièrement dans les cavités abdominale, thoracique ou crânienne, des moisissures se développent en assez grande quantité. Des œufs de la Calliphora vomitoria ont même été déposés à une certaine époque, mais ils se transforment assez difficilement ; quelques-uns ont séché, d'autres ont subi leurs métamorphoses et ont hâté la putréfaction. Au bout d'un mois de conservation, il se dégage une odeur de décomposition des plus désagréables. Ce n'est pas celle de la putréfaction franche ; elle rappelle assez bien celle de poissons conservés par salaison et subissant un commencement de putréfaction. Lorsqu'on dissèque des cadavres conservés avec le sulfate de zinc, le tranchant des scalpels s'émousse. C'est là une difficulté qu'ont parfaitement signalée M. Filhol et le professeur Bugde, et que M. Falconi n'a pas indiquée, disant même, au contraire, que les instruments ne sont en rien abîmés.

La solution dont M. Homolle a donné la formule contient, outre le sulfate de zinc, du sulfate d'alumine. Cette solution attaque les substances calcaires des os. La solution du professeur Bugde donnerait, d'après cet auteur, des résultats meilleurs : « Je me sers, dit-il, du mélange de vinaigre de bois et de sulfate de zinc, de chacun 120 à 180 grammes, dissous dans 3 kil. 500 d'eau. Pendant les grandes chaleurs de l'été précédent (1857), les cadavres s'étaient bien conservés pendant huit semaines, sans avoir perdu leur couleur, et se laissaient bien disséquer, quoique un peu mous. Les injections réplétives ne sont pas empêchées. Les scalpels sont peu altérés. » (*Loc. cit.*)

Nous croyons que le sulfate de zinc peut rendre, pour la conservation temporaire des cadavres, d'utiles services ; mais pour remplir ce but, il faudrait l'associer à d'autres substances. Nous avons vu en effet que, si on emploie des solutions assez concentrées pour conserver suffisamment les cadavres à l'air libre, les instruments s'altèrent et la dissection se fait difficilement ; de plus, ce sel ramollit les viscères ; c'est enfin une substance complètement incapable de s'opposer au développement des moisissures, et si, au commencement de la conservation, les larves de la Calliphora vomitaria ne peuvent vivre dans les pièces injectées avec cet agent antiputride, elles peuvent, à la longue, y subir leurs métamorphoses. Ces divers inconvénients indiquent suffisamment les modifications qu'il faut introduire, si l'on désire utiliser cette substance conservatrice.

SELS ALUMINEUX.

C'est à partir de 1831 que M. Gannal a étudié les propriétés conservatrices des sels d'alumine. Nous n'insisterons pas longtemps sur ces moyens de conservation, abandonnés aujourd'hui comme inefficaces et comme altérant la constitution même des divers tissus. Nous avons tenu à les faire rentrer dans le cadre de notre travail pour être complet, et, en insistant sur leurs désavantages, mettre en garde contre leur emploi.

Mode d'action. — Ces sels conservent, en formant avec l'albumine ou la gélatine des tissus, un composé imputrescible, capable de résister quelque temps aux causes de la putréfaction.

SULFATE D'ALUMINE ET DE POTASSE (ALUN).

Ce sel a surtout été associé à d'autres substances réputées conservatrices. En 1835, Gannal avait réussi à faire adopter un mélange antiputride, employé sous forme de bain conservateur dans les amphithéâtres de Paris, et composé : d'alun, 2 parties, sel de cuisine 2 parties, nitrate de potasse 1 partie, dissous dans une quantité d'eau suffisante pour marquer 10° B. Cette solution ne donne des résultats qu'avec des températures inférieures à 10° C. Aussi est-il nécessaire d'augmenter son degré de concentration, de le porter à 25, 30° B., si on veut obtenir des effets plus certains et plus prolongés. Mais à cet état le tranchant des scalpels s'émousse par l'action directe de l'alun, ou par suite de cristaux qui peuvent se trouver dans la pièce. Les muscles perdent leur couleur et leur cohésion, en même temps que les os sont attaqués et leurs matières calcaires dissoutes (Straus-Durckheim). Le cerveau se conserve assez bien (Breschet, Rapport à l'Acad. de médecine, 27 juin 1835). M. Lereboullet avait observé le même fait et se servait, au musée de Strasbourg, d'un liquide analogue à celui de Gannal (Acad. Sc., 1835, t. I, p. 74), mais dans lequel le chlorure de sodium était remplacé par le chlorure de calcium. Ce liquide était surtout destiné à conserver les cerveaux et remplaçait assez bien l'alcool.

De nos jours on utilise peu ce sel à cause de ses inconvénients, et si à Londres on en fait encore usage au musée de chirur (Solutions Goadby, employées par le professeur Owen, *Offic de Dorvault,* 1867), on a toujours soin, néanmoins, de ne jam plonger dans de pareilles solutions des os dont on voudrait é dier l'anatomie pathologique.

Il y peu d'années (Acad. Sc., 1864, t. I, p. 253), M. Paglia semblant s'appuyer sur des vues plutôt théoriques que pratiqu proposait, comme un excellent moyen de conservation des ca vres, un mélange d'alun, de benjoin et d'eau, peu différent son eau hémostatique.

CHLORURE. ACÉTATE D'ALUMINE.

Le chlorure d'alumine employé seul n'a pas donné à Gannal bons résultats. Les cadavres, tout en ayant une grande tenda à se dessécher, se putréfiaient; les artères rétractées, reven sur elles-mêmes par suite de l'action astringente de ce sel, f maient la lumière du vaisseau et empêchaient l'injection de nétrer d'une manière complète. Le chlorure d'alumine fut pa suite associé à l'acétate d'alumine, et les résultats furent plus sa faisants. Le mélange était ainsi composé : 3 litres d'acétate d'a mine à 10° et 3 litres de chlorure d'alumine à 20° B.

Ces sels pouvaient, en hiver, retarder la putréfaction, m devenaient insuffisants dès que la température s'élevait à 15 De plus, outre l'inconvénient signalé plus haut pour le chlor d'alumine, l'acétate attaque, comme l'alun, le tissu osseux dissout les substances calcaires. Enfin les chairs plongées d cette solution se transforment facilement en une espèce de ma pâteuse. (Straus-Durckheim.)

SULFATE D'ALUMINE.

Déjà bien avant Gannal, François de la Roche (Breschet. de l'anatomiste. Thèse de concours, 1819), s'était servi de ce substance pour conserver les pièces d'histoire naturelle q rapportait de son voyage aux Baléares. Il n'en retira pas de bo résultats.

A la suite de ses nombreux essais sur les sels d'alumine, Ga

nal ne fit désormais usage que du sulfate; mais avant de l'employer il était nécessaire de neutraliser l'acide sulfurique en excès au moyen d'acétate de plomb. Ce sel plus tard se décomposait, se transformait en sulfure et noircissait les pièces. M. le Dr Sucquet (De l'embaumement, etc.), dit que la composition de la solution sulfatée était la suivante: « Gannal faisait dissoudre dans 3 litres d'eau distillée, 6 kil. de sulfate d'alumine concret et obtenait 6 litres d'un liquide marquant 32° B. Il ajoutait à ces 6 litres de liquide, 125 gr. d'acide arsénique concret, lequel s'y dissolvait très-bien. »

Nous ne chercherons pas à résoudre la question de savoir si M. Gannal introduisait ou non de l'acide arsénique dans les solutions conservatrices; mais nous dirons que le sulfate d'alumine ne donne pas des résultats supérieurs aux autres sels que nous venons d'étudier; comme eux il détruit l'aspect normal des tissus, et émousse en même temps les instruments de dissection.

TANNIN OU ACIDE TANNIQUE.

Les auteurs dont nous avons pu consulter les ouvrages (Gannal, Le Canu), sont unanimes pour dire que le tannin, quoique conservant très-bien la peau des cadavres, est un mauvais agent pour empêcher la décomposition de la chair musculaire.

Le Dr Brunetti, de Padoue (Congrès médical international de Paris, 1867), s'est servi de cette substance pour la *conservation illimitée des viscères*. Son but ne rentrant pas dans le cadre de notre travail, nous n'exposerons pas sa méthode opératoire et le résultat de ses essais.

Le tannin conserve les tissus en formant avec eux un mélange imputrescible, dû à la précipitation de l'albumine ou de la gélatine. Les poudres végétales, dont on faisait usage autrefois pour embaumer les cadavres, agissent par l'acide tannique qu'elles renferment et en même temps absorbent l'humidité même qui entoure les corps. (Compin, th. Paris, 1841).

BORATES.

En 1857 et 1858, M. le Dr Jacques, de Lure, a déposé à l'Académie des sciences deux notes relatives à la conservation des cadavres au moyen du borate de soude et des borates en général. (Acad. des Sc. 1040-1872).

La solution conservatrice, employée sous forme d'injection artérielle se compose de :

Eau de pluie ou de rivière un peu pure	100 parties.
Borax du commerce.	5 à 6 —
Sous-borate d'ammoniaque.	10 à 12 —

Elle doit s'employer tiède. En outre, si l'on veut introduire une plus grande quantité de borate, il est nécessaire de mettre quelque temps le cadavre dans un milieu un peu chaud.

La couleur et la consistance des tissus ne sont pas modifiées et le tranchant des scalpels ne s'émousse pas. (Jacquez.)

« J'espère, dit M. Jacquez, que, pour les dissections, le borate d'ammoniaque ne sera pas nécessaire et qu'une solution au borax à 6 p. 100 sera suffisante pour injections ; et alors, par ce dernier moyen, la conservation d'un cadavre d'adulte ne coûtera pas 2 francs. La solution concentrée des deux sels serait réservée pour les embaumements. »

Mais pour aider à la conservation, M. Jacquez conseille d'employer des méthodes surnuméraires que nous désapprouvons : injections de matière conservatrice dans l'estomac par l'œsophage, dans les plèvres, le péritoine par ponction, dans la vessie par l'urèthre ; une partie même du cerveau est remplacée par de l'étoupe trempée dans la solution conservatrice. M. Jacquez reconnaît cependant qu'un bain formé par une solution concentrée de ces sels, avec un séjour assez prolongé du cadavre (un mois ou deux) serait préférable.

Il y a quelques années M. le Dr Paulet, professeur d'anatomie à l'école du Val-de-Grâce, a fait des essais sur la conservation des cadavres au moyen des borates, que venait de signaler le Dr Jacquez. M. le Dr Paulet à eu l'extrême obligeance de nous communiquer les résultats de ses observations à ce sujet. Nous sommes heureux de pouvoir lui exprimer ici notre sincère reconnaissance.

La conservation est assez médiocre et le plus grand reproche que l'on puisse adresser à ce moyen conservateur, est de rendre les tissus comme gras, après quelques jours de préparation et d'exposition à l'air. Nous nous expliquons peu le mode d'action des borates dans la conservation des substances organiques, et nous croyons que celle-ci a lieu surtout en raison de l'action astringente ? que possède ces sels.

ACIDES NITRIQUE, SULFURIQUE, CHLORHYDRIQUE.

On a peu employé les acides pour la conservation des cadavres à livrer aux dissections. Quoique proposés par diverses personnes (Sucquet (*loc cit.*) Ingrand, th. Paris, 1846 ; Besse (*loccit.*), ils présentent de trop graves inconvénients pour pouvoir en faire usage. Ils agissent comme les substances astringentes ; ils resserrent les mailles des tissus, les raccornissent et augmentent leur dureté. Ils détruisent les éléments histologiques et enlèvent la couleur en produisant une véritable corrosion. A côté de ces désavantages déjà si nombreux, ils n'ont qu' un pouvoir conservateur assez faible. Les instruments de dissection s'émoussent rapidement et deviennent noirs.

Substances empêchant le développement des divers organismes animaux ou végétaux par leurs propriétés toxiques ou antiseptiques.

ACIDE ARSÉNIEUX ET COMPOSÉS ARSÉNICAUX.

L'usage de l'acide arsénieux ou d'autres composés arsénicaux, comme moyen de conserver les cadavres, n'est pas de date récente. Daubeuton le mélangeait à d'autres agents pour préserver les pièces sèches des ravages des insectes. (Breschet *loc. cit.*). Breschet et Lauth (*Nouveau manuel de l'anatomiste*, 1835), conseillent l'usage de préparations arsénicales pour préserver les cadavres de la putréfaction. Le Dr Tranchina, faisant en 1835, à l'hôpital militaire de la Trinité à Naples, des essais sur la conservation des cadavres, se servit d'acide arsénieux (Tonelli, *Annali d'Omodei* LXXV, p. 370. — *Journal de Chevallier*, sér. II, I). Gannal, en France, l'employa seul ou associé à des sels d'alumine. A Montpellier, dans les amphithéâtres de l'Ecole de médecine, on en fait usage depuis longtemps. (Guerard, *Ann. d'hygiène*, 1846, p. 339.— Art. *Amphithéâtre*, par Beaugrand. *Dict.*

encycl. des sciences médic.). Aux amphithéâtres de l'Ecole pratique de la Faculté, les injections à l'acide arsénieux servent journellement à conserver les cadavres qui arrivent *autopsiés* des divers hôpitaux de Paris (1872). Enfin nous avons fait avec cette substance des essais qui nous permettront d'apprécier la valeur de ce moyen de conservation.

Mode d'emploi. — Les solutions d'acide arsénieux ont été utilisées soit en bains, soit en injections artérielles.

Le Dr Tranchina faisait des injections par la carotide primitive et cette méthode porte son nom. Le mélange conservateur se composait de « 2 livres d'acide arsénieux, coloré avec un peu de minium ou de cinabre dans 20 livres d'eau, ou mieux d'esprit de vins. » C'est une solution saturée à 10 p. 100.

A Montpellier, en 1844 (Guérard), la solution dont on faisait usage contenait 6 p. 100 d'acide arsénieux. A l'Ecole pratique de la Faculté de médecine, la solution est d'environ 5 p. 100. Il y a deux ans M. Méhu (*Bul. de thérapeutique*, LXXIII, 356), a donné la formule du mélange conservateur suivant : Acide arsénieux 20 gr., acide phénique cristallisé 10 gr., alcool 300 gr., eau distillée 700, par litre. Ce liquide sert à conserver en bocaux les pièces d'anatomie pathologique et a donné de bons résultats.

Aux amphithéâtres de Clamart pour lutter contre la dessiccation, empêcher le développement trop considérable des cristaux sur les pièces conservées au sulfite de soude, et favoriser la conservation des sujets, on badigeonne les parties avec un liquide conservateur, dont nous ne pouvons donner une formule exacte ; sa fabrication, confiée aux garçons de l'amphithéâtre, étant toujours approximative. Sur 1,000 gr., elle contient à peu près :

20 grammes.	Acide arsénieux.	2 p. 100.
10 —	Acide phénique ord.	1 id.
200 —	Alcool.	
400 —	Glycérine.	
370 —	Eau.	

Nos essais ont porté sur des solutions à 5 p. 100 (acide arsénieux employé seul), à 2 p. 100 et à 1 p. 100 (acide combiné à d'autres substances). Nous reviendrons en temps opportun sur les faits observés.

Considérations sur la solubilité de l'acide arsénieux. — Lorsqu'on veut employer l'acide arsénieux, une question de la plus grande importance survient, celle de sa solubilité. On sait combien il est difficile d'obtenir des dissolutions complètes, et les liquides conservateurs mis en usage jusqu'à ce jour n'ont pu contenir dissoute la quantité indiquée d'acide arsénieux, à moins d'en introduire une partie à l'état pulvérulent.

L'acide arsénieux, qu'on trouve généralement dans le commerce, celui dont on se sert pour les injections, porte le nom d'opaque ou de porcelainé. C'est en même temps le moins soluble ; tandis qu'il faut 100 gr. d'eau à 13° pour dissoudre 4 gr. d'acide transparent ou vitreux, cette même quantité d'eau à la même température ne dissout que 1 gr. 3 d'acide opaque. On a trouvé pour ce dernier acide que :

100 grammes d'eau distillée	dissolvent	1 gr. 25 à 10°.
—	—	1 — 59 à 20°.
—	—	3 — 75 à 50°.
—	—	10 — 98 à 100°.

à 100° l'eau bouillante transforme l'acide arsénieux opaque en acide transparent et il y a toujours à cette température la même quantité de l'un ou de l'autre dissoute. La dissolution qui est complète à chaud, laisse par le refroidissement précipiter des cristaux d'acide arsénieux transparent, pouvant être, au moment de l'injection artérielle, un obstacle à la bonne réussite de l'opération. C'est en présence de cette difficulté que, du reste, sur l'avis de M. le professeur agrégé Delens, nous avons entrepris quelques recherches sur la solubilité de l'acide arsénieux au moyen de la glycérine. Nous avons trouvé les résultats, auxquels nous étions arrivés sur ce sujet, déjà signalés dans l'ouvrage de M. le docteur Demarquay (De la glycérine) et tout récemment encore dans le Journal de pharmacie et de chimie, 1871, XIV, p. 211.

Nous avons constaté qu'en ayant soin d'opérer à chaud, surtout pour hâter l'opération, il faut 5 gr. de glycérine officinale pour dissoudre 1 gr. d'acide arsénieux opaque. Mais la *glycérine officinale* (28° B.) est un produit qui devient cher lorsqu'on opère sur une grande quantité, et il est possible d'obtenir d'aussi bons résultats avec la *glycérine industrielle* (28° B), ne coûtant que 1 fr. 50 le kilo. La *glycérine blonde*, non rectifiée, pourrait même servir, mais la différence de prix est peu importante et ses impuretés pourraient être nuisibles à la beauté des préparations. La dissolution une fois obtenue, l'acide arsénieux ne cristallise pas et ne se précipite plus. Pour manier facilement les solutions arsénicales, préparées à l'avance, nous ajoutons une suffisante quantité d'eau distillée, de manière à obtenir un liquide renfermant le dixième d'acide arsénieux.

Mode d'action. — Au point de vue de la conservation des cadavres, l'acide arsénieux agit comme substance toxique. Les vibrions, les organismes inférieurs ne peuvent vivre dans des cadavres aussi injectés, mais à ce point de vue l'acide phénique possède une action toxique plus complète. Cette propriété de l'acide arsénieux est bien plus accusée lorsqu'on l'emploie pour conserver des cadavres pendant les fortes chaleurs de l'été. A cette époque de l'année, une des causes hâtant le plus la putréfaction et transformant en un instant un cadavre en une masse infecte et repoussante, est le développement des larves de certaines espèces de Diptères et en particulier de la *Calliphora vomitoria*. Les substances antiputrides susceptibles de s'y opposer sont peu nombreuses et l'acide phénique même, à moins d'être employé dans certaines conditions, est incapable de lutter contre ce genre de putréfaction. L'acide arsénieux peut seul être utilisé, mais si la solution conservatrice est trop concentrée, il en résulte de graves inconvénients pour les personnes qui manient les pièces anatomiques. Nous nous sommes assuré qu'on peut se servir de solutions conservatrices, renfermant seulement 1 ou 2 °/₀ d'acide arsénieux, *non dangereuses pour les anatomistes* et parfaitement suffisantes pour ne pas être envahi par les larves des Diptères. Sur les pièces ou les cadavres, conservés avec de semblables liquides, nous avons observé les faits suivants :

Dans bien des cas les Diptères ne viennent pas déposer d'œufs sur les tissus. S'il y en a, ceux-ci ne peuvent se développer et, déjà le lendemain, on les trouve secs et noirâtres. Si, par hasard, une larve a pu se transformer on la voit vivre difficilement ; elle ne peut progresser et on ne trouve bientôt plus que son cadavre.

Souvent même sur les pièces on rencontre des mouches mortes. Gannal a signalé ce fait et prétend que cela est surtout dû à la formation d'hydrogène arsénié. Nous croyons que l'acide arsénieux qui imbibe les tissus peut très-bien à lui seul rendre compte de cette action toxique. Cependant l'acide arsénieux n'empêche pas le développement des micodermes, des moisissures et on ne peut les combattre qu'au moyen de solutions phéniquées à divers degrés de concentration.

Etat des tissus. — Les cadavres injectés avec la solution Tranchina pouvaient se conserver parfaitement pendant deux mois. Ils gardaient leur fraîcheur, leur flexibilité et leur couleur naturelle. La dessiccation survenant, la conservation était illimitée (Tonelli, *loc. cit.*)

Nous avons constaté, à l'École pratique, que les cadavres se conservent en moyenne de vingt à trente jours. L'aspect des parties est tout à fait normal ; les muscles ont une couleur rouge plus accusée. La conservation nous a toujours semblé moins bonne qu'avec les injections Laskowski, et si les pièces sont abandonnées pendant plusieurs jours elles ont une tendance à se couvrir de moisissures.

Nous avons aussi employé la solution à 5 p. 100 et avons injecté avec elle un membre inférieur.

Du 25 août au 11 octobre avec une température moyenne de 16° C, nous observons les modifications suivantes : les tissus ne sont en rien changés dans leur consistance et leur configuration générales. Nous constatons nettement que les muscles sont plus rouges que d'habitude surtout après 24 heures d'exposition à l'air. Mais à mesure que l'on s'éloigne de l'époque où a été faite l'injection, ils deviennent rosés, puis plus tard encore sont de couleur rose grisâtre. La peau reste rosée, comme si la pièce était fraîche. Par la dessiccation elle brunit un peu et les muscles deviennent noirâtres. Jamais il n'y a eu de traces de putréfaction ; les œufs ou les larves de la Calliphora vomitoria n'ont pu se développer et sont morts au bout de 24 heures d'apparition, sans avoir imprimé à la pièce la moindre tendance à la décomposition putride.

On sait que par une ordonnance de 1846, il est défendu d'utiliser cette substance toxique pour l'embaumement. Cela ne peut-être un empêchement au point de vue de la conservation temporaire des cadavres livrés aux dissections. D'autres raisons plus importantes seraient seules capables de faire abandonner l'acide arsénieux, comme agent conservateur. En effet, lorsqu'on manie des cadavres injectés avec des solutions comme celles de Tranchina, de Montpellier ou de l'Ecole pratique, il peut se produire des phénomènes d'intoxication, laissant des suites plus ou moins fâcheuses. M. Guérard (loc. cit.) a relaté (d'après le journal de la Société de médecine pratique de Montpellier, X, 1844,) les graves accidents survenus à Montpellier pendant un concours pour la place de chef des travaux anatomiques et pour lequel on avait conservé des cadavres en les injectant avec des solutions de 6 pour 100. M. le Dr Delens a bien voulu aussi nous communiquer certains faits observés par lui pendant son séjour à l'Ecole pratique et qui concordent exactement avec les observations citées par M. Guérard. Parmi les symptômes d'intoxication, les phénomènes locaux sont les plus manifestes : lorsqu'on a disséqué pendant un temps prolongé des pièces couservées au moyen de solutions arsénicales, il survient une douleur lancinante à l'extrémité des doigts et particulièrement à la pulpe et au niveau de la matrice de l'ongle ; ces parties sont notablement tuméfiées, les portions sous-unguéales hyperémiées et la matrice de l'ongle l'est plus que toute autre partie. En ce point existe un croissant plus rouge, au niveau duquel l'ongle commencera plus tard à s'éliminer. On éprouve de la difficulté à manier les instruments de dissection et on est gêné pour la préhension des objets.

Ces phénomènes sont dus à l'action directe de l'acide arsénieux, qui irrite à chaque instant les parties en contact avec lui. Les symptômes généraux, moins fréquents, sont accusés par des étourdissements, de l'insomnie et une irritation gastro-intestinale avec coliques violentes, nausées et vomissements.

Ces phénomènes d'intoxication n'existent plus lorsqu'on emploie des solutions contenant une moins grande proportion de substance toxique.

Nous nous sommes parfaitement assurés par nous-même, en nous plaçant dans les conditions les plus favorables pour les voir survenir, que ces accidents ne se manifestent pas lorsqu'on ne fait usage que de solutions à 1 *ou* 2 p. 100.

Depuis le mois d'août nous avons pu vérifier cette assertion et les dissections que tous nos collègues ont faites sur des cadavres, conservés selon notre méthode, n'ont été suivies d'aucun des symptômes signalés précédemment. Nous restons donc convaincu que l'acide arsénieux est la seule substance capable d'empêcher le développement des larves carnassières (1); que les solutions indiquées plus haut sont suffisantes pour obtenir ce résultat et qu'enfin elles n'offrent aucun danger pour la dissection.

On s'est peu servi des autres préparations arsénicales, ce qui tient surtout au prix peu élevé de l'acide arsénieux. Nous croyons cependant qu'on pourrait peut-être utiliser d'une manière suivie les arséniates solubles de soude ou de potasse et qu'il serait possible d'en retirer quelques bons effets.

BICHLORURE DE MERCURE.

C'est à Chaussier que l'on doit d'avoir nettement établi les avantages qu'il était possible de retirer en employant cette substance pour lutter contre la putréfaction.

Les auteurs, qui se sont occupés des recherches sur la conservation des cadavres, Breschet, Gannal, Enrico Bottini se sont efforcés de signaler les inconvénients de l'emploi du bichlorure de mercure. Cependant il est encore utilisé, et c'est surtout dans l'intention d'insister sur ses désavantages que nous nous arrêterons quelque temps sur l'étude de cet agent conservateur.

Mode d'emploi. — Les solutions conservatrices au bichlorure de mercure ont été utilisées sous forme de bains ou d'injections artérielles. Les solutions sont peu concentrées; elles sont trop dangereuses à manier et de plus une grande proportion de

(1) Nous ignorons si c'est aussi à ce point de vue que se sont placés les expérimentateurs anglais, dans les essais récents, déjà signalés (*Lancet*, 1872 II 704). Dans presque toutes les solutions proposées il entre une proportion plus moins considérable d'acide arsénieux.

sublimé corrosif nuit considérablement à la beauté des préparations.

Mode d'action.—Ce sel conserve de deux manières : en agissant comme substance toxique sur les œufs et les larves de mouches carnassières ou autres insectes nécrophores; en second lieu, en formant avec les tissus un composé imputrescible par coagulation de l'albumine et de la gélatine des tissus. D'après une étude récente de M. Crace-Calvert, le bichlorure de mercure s'opposerait d'une manière imparfaite au développement des vibrions.

Etat des parties. — Il y a quelques années le Dr Enrico Bottini (Dell' acido fenico nella chirurgia pratica e nella tassidermica, Ann. d'Omeidei. ser. IV, LXII, 585), a examiné avec soin les résultats obtenus au moyen du bichlorure de mercure et a conclu à son abandon. Nous puiserons dans son travail des renseignements très-utiles.

Les parties, imprégnées d'une solution au sublimé corrosif, s'altèrent profondément dans leur consistance et leur configuration. Les tissus acquièrent une dureté ligneuse et à peine exposés à l'air se rétractent, diminuent de volume en même temps qu'ils prennent une coloration grise ou blanc-jaunâtre empêchant par son uniformité la distinction facile des aponévroses, des muscles et de leurs tendons. Le tissu nerveux acquiert une certaine dureté, mais se racornit ainsi que les vaisseaux. Le tissu osseux est altéré et ses substances calcaires rendues friables (Straus-Durckheim). Cet agent conservateur présente encore un inconvénient: il corrode les instruments de dissection et émousse complétement les scalpels. Mais de tous ces désavantages, le plus grave est certainement celui qui résulte de l'empoisonnement fréquent chez les personnes qui dissèquent ou manient les pièces ainsi conservées. Les symptômes accusés sont ceux de l'empoisonnement hydrargirique à des degrés plus ou moins nets. M. Guérard a, dans un rapport déjà cité, relaté des accidents de cette nature survenus chez le professeur Cloquet et le Dr Cusco; M. le Dr Bottini signale des faits identiques.

A des troubles du côté des organes digestifs, accusés surtout par des nausées, des vomissements et de la diarrhée s'ajoutent des vertiges accompagnés de céphalée assez intense et de stomatite;

en outre il se produit des accidents locaux ; une vive douleur dans la pulpe digitale et au niveau de la matrice de l'ongle est le prélude d'un onyxis, qui met pendant quelque temps dans l'impossibilitié de faire usage des doigts.

Le mauvais aspect des préparations, l'altération des instruments et surtout le danger de manier des cadavres ou des pièces ainsi conservés, doivent faire rejeter complètement l'emploi du bichlorure de mercure pour la conservation temporaire des cadavres.

ACIDE PHÉNIQUE.

Depuis la découverte des propriétés antiputrides de l'acide phénique, cette substance a reçu de nombreuses applications. Nous ne ferons son histoire qu'au point de vue de la conservation des cadavres, et nous chercherons à déduire des faits signalés par les auteurs, et de nos recherches, pendant le courant de l'année 1872, la valeur de cette substance antiseptique. Nous commencerons cette étude en parlant de l'emploi du coaltar et des huiles de houille, qui permettent la conservation des cadavres à la faveur de l'acide phénique qu'elles renferment.

COALTAR — HUILES DE HOUILLE.

Le coaltar ou goudron de houille est un produit obtenu en grande quantité dans la fabrication du gaz de l'éclairage.

D'après M. Lemaire, (*De l'acide phénique* 1865) dès 1815 Chaumette aurait reconnu sa propriété antiseptique ; en 1833 M. Guibourt et en 1837 M. Siret signalaient ses qualités désinfectantes. A partir de 1859, à la suite des résultats obtenus avec la préparation de MM. Corne et Demeaux (mélange de plâtre et de coaltar) des recherches plus complètes furent dirigées sur cet agent conservateur. Mais cette substance poisseuse était peu maniable jusqu'au moment, où M. le Dr Lemaire, en en faisant une émulsion au moyen de saponine (coaltar saponiné), permit de l'appliquer à la conservation des cadavres.

« En 1859 et 1860, dit M. Lemaire, des animaux en état de putréfaction avancée ont été injectés par les artères, au Muséum, avec le coaltar saponiné. Leur désinfection, leur dessèchement et leur conservation à l'air libre en ont été la conséquence.

« Des applications multipliées ont été faites aux sciences anatomiques ; des essais nombreux qui ont été faits au Muséum, il résulte que l'émulsion de coaltar saponiné possède la propriété de conserver les chairs dans toute leur fraîcheur. »

Mais le coaltar est un produit complexe ; quels sont les agents qui possèdent la propriété conservatrice? M. Calvert, de Manchester, à la suite de nombreuses expériences, a élucidé cette question (*Ac. Sc.* 1859).

Le coaltar distillé donne à des températures plus ou moins élevées des produits divers. On appelle *huiles lourdes de houille* le produit de la distillation du coaltar, obtenu à 150°, 200°; les *huiles légères* passent à la distillation à une température plus basse et sont moins denses que l'eau. L'acide phénique rentre dans le premier groupe. La composition du coaltar varie avec l'origine des houilles ; on y rencontre, suivant les cas, des quantités variables de naphtaline, de paraffine de benzine, d'aniline, d'acide phénique, etc. Parmi ces divers produits la paraffine, la naphtaline, la benzine, l'aniline ont un pouvoir conservateur peu considérable et inférieur à celui de l'acide phénique. C'est à lui surtout qu'il faut rapporter les résultats obtenus avec le coaltar.

Il y a déjà 22 ans que M. le Dr Ed. Robin a reconnu les propriétés conservatrices des huiles de houille (Ac. Sc. 1850)., Le passage suivant, qu'on nous permettra de reproduire, montrera que déjà à cette époque cet auteur avait parfaitement signalé les principaux traits de la conservation des substances animales au moyen des dérivés de la houille.

« La vapeur qui s'exhale d'une éponge imbibée d'huiles de houille brute ou rectifiée conserve avec leur forme, leur volume, leur flexibilité et une belle couleur rouge brun, des morceaux de chair disposés dans un vase bien bouché. Aucun liquide ne s'en écoule et l'on peut, à volonté et tout à son aise, les retirer du vase, les étudier et les disséquer. Les matières animales qui, par une immersion prolongée aux vapeurs qui s'en dégagent, se sont bien imprégnées du liquide, sont désormais à l'abri de toute putréfaction dans l'air. Retirées du liquide ou de la vapeur, elles se déssèchent et deviennent dures comme du bois, si on les laisse à l'air libre; elles conservent au contraire, leur volume et leur consistance, si on les met dans des vases bouchés, où l'évaporation de l'eau ne peut avoir lieu. »

ACIDE PHÉNIQUE. PHÉNATES.

En 1834 Runge découvre cet acide qu'il nomme carbolique (alcool phénylique, hydrate de phényle, phénol) et déjà à cette époque il constate une partie des propriétés conservatrices des phénates alcalins (*Lemaire*). En 1840 MM Krafft et Sucquet, dans leurs recherches sur la conservation des cadavres font des expériences avec les phénates, mais n'en obtenant aucun résultat, abandonnent leurs recherches. Dès 1851. à Manchester (*M. Calvert*), les cadavres étaient injectés à l'Ecole de médecine avec une dissolution faible de cet acide et se conservaient pendant plusieurs semaines.

En France, vers 1857, M. Bobœuf prend un brevet pour diverses applications de l'acide phénique et particulièrement des phénates alcalins et propose son moyen pour conserver les cadavres. Deux ans plus tard M. Lemaire commençait ses expériences et étudiait avec cet agent la conservation des substances animales.

A partir de cette époque les recherches avec cet agent prennent plus d'extension, et on fait avec lui des applications nombreuses, en France comme à l'étranger.

Mode d'action. — L'acide phénique a deux actions bien distinctes au point de vue conservateur. Tout en ayant des propriétés toxiques sur les organismes inférieurs, tout en empêchant les fermentations, il possède des propriétés astringentes et produit des effets analogues aux substances fortement styptiques, M. Dumas (Ac. Sc. 1870), s'exprime ainsi à cet égard : « L'acide phénique détermine un temps d'arrêt dans la décomposition des matières organiques albuminoïdes. Il agit à la façon du tannin. C'est opérer une sorte de tannage que d'employer l'acide phénique. Mais à côté de cette action, je crois qu'il en possède une seconde très-importante qu'il faut spécifier. Quand on tanne un muscle, on arrête la décomposition; lorsqu'on tanne des sporules vivantes, on peut les tuer. De même quand on fait agir l'acide phénique sur les sporules, sur les germes en suspension dans des liquides fermentescibles, on les tue absolument comme la créosote versée dans une dissolution sucrée arrête la fermentation alcoolique en tuant les ferments et comme le tannin prévient la fermentation visqueuse. »

En se servant de solutions phéniquées au millième les moisissures disparaissent, les microzoaires de toute espèce ne peuvent vivre. Mais il ne faut pas croire que l'acide phénique doit conserver toujours. En raison de sa volatilité assez grande, il disparaît peu à peu. Ainsi nous avons vu des pièces, mises en observation pendant le courant de l'année, se conserver, mais présenter en certains points des plaques de moisissures.

Quand on emploie l'acide phénique, on se butte facilement à un écueil. En hiver avec une certaine quantité d'acide phénique, qui n'altère en rien les tissus, on obtient des conservations excellentes. En été, au contraire la même proportion de cet agent conservateur est inefficace. C'est ainsi que des solutions aqueuses à 5 pour 100, par exemple, sont impuissantes à empêcher le développement des asticots.

Aussi sommes-nous toujours surpris quand nous voyons certains auteurs prétendre obtenir un résultat parfait avec des solutions assez faibles.

Solubilité de l'acide phénique. — Résultats produits par l'acide phénique cristallisé ouliquide. — Sans entrer dans de grands détails sur les propriétés chimiques de l'acide phénique, il est cependant necessaire d'insister sur quelques points d'une importance pratique.

D'après M. Lemaire 5 gr. d'acide phénique seraient solubles dans 400 gr. d'eau distillée à 15° C. et cette solubilité augmenterait dans de notables proportions en ajoutant 5 ou 10 pour 100 d'alcool ou d'acide acétique.

M. Bobœuf n'admet qu'une solubilité de 3 pour 100. Nos recherches à ce sujet nous ont montré que par 15° de température 4 gr. d'acide phénique cristallisé et parfaitement pur se dissolvent dans 100 gr. d'eau distillée et que cette même quantité d'eau ne peut dissoudre que 2 gr. d'acide phénique liquide, non encore rectifié. Dans la glycérine et l'alcool la solubilité se fait en toutes proportions. Du reste si on a besoin de mélanges phéniqués, à 10, 20 pour 100 même, il suffit, pour les injecter, de les agiter fortement, et on introduit le liquide conservateur sous la forme d'émulsion.

Pour manier l'acide phénique cristallisé, nous nous y prenons ainsi, nous liquéfions l'acide en plongeant le flacon dans de l'eau bouillante, et lorsqu'il est complètement liquide, nous y ajoutons un poids égal d'eau distillée.

L'acide phénique ne cristallise plus ; une certaine portion, en dissolution dans l'eau, vient à la surface, tandis que l'autre, qui est de l'acide phénique pur, en raison de son poids spécifique, reste à la partie inférieure du flacon. Si on veut faire usage d'une certaine quantité d'acide phénique, on agite fortement et on peut peser exactement la quantité nécessaire pour le mélange conservateur. Lorsqu'on se sert d'acide phénique liquide, comme il est fort peu soluble, il faut toujours avoir soin d'agiter la solution avant de l'introduire dans le système artériel.

Au point de vue de la durée de la conservation, les acides phénique, cristallisé ou liquide, donnent des résultats identiques. Mais si on examine l'action produite sur les tissus, ils ne se ressemblent plus. A la suite d'essais avec des solutions aqueuses ou glycérinées à 10, 5, 2,50 p. 100 de l'un ou de l'autre acide, nous avons constaté que les tissus étaient plus altérés, plus modifiés dans leur aspect général avec l'acide liquide qu'avec l'acide cristallisé. Ce dernier, avec les solutions à 2,50 p. 100, n'enlève pas la couleur des muscles, qui restent rouges, tandis que l'autre leur imprime, en général, une couleur brunâtre.

La glycérine atténue considérablement les effets corrosifs de l'acide phénique. Avec des solutions aqueuses à 5 p. 100, les tissus sont comme cuits, décolorés, tandis qu'avec une solution glycérinée au même degré, la coloration persiste davantage. Mais déjà, dans cette proportion, les tissus avec l'un et l'autre acide sont corrodés, et cet inconvénient diminue seulement avec une quantité moindre d'acide. Disons-le déjà, les solutions les meilleures à employer, à ce point de vue, sont celles à 2,50 p. 100 ; la couleur, l'aspect, la consistance des tissus sont normaux, et la texture microscopique ne semble pas altérée.

Les graisses, les huiles diminuent les effets conservateurs de l'acide phénique. Aussi M. Lemaire a-t-il soin de recommander l'emploi de solutions phéniquées plus concentrées, lorsqu'il s'agit de conserver des tissus fortement chargés de graisse.

Mode d'emploi. — Etat des parties. — On a fait usage de l'acide phénique cristallisé ou liquide sous des formes bien différentes. Les bains, les injections artérielles à des degrés divers ont été utilisés. On s'est même servi de mélanges de sciure de bois et d'acide phénique (mixture Vafflard ou autres); on a aussi conservé en entourant les cadavres avec des linges, des couvertures de laine, imbibées de mélanges carbolisés.

Pour procéder avec ordre dans l'exposition des nombreux procédés de conservation, nous dirons quelques mots des principaux, ne donnant les résultats obtenus par les injections de MM. Brissaud et Laskowski ou les nôtres qu'en dernier lieu seulement.

Les phénates alcalins, et en particulier le phénate de soude, ont été employés en injections artérielles par M. le Dr Laveran, à l'époque où il était médecin en chef à l'hôpital du Val-de-Grâce. Les résultats auraient été assez satisfaisants.

Le Dr Lemaire a fait usage des solutions aqueuses d'acide phénique au 100e, sous forme de bains et d'injections artérielles, et lorsque la température est trop élevée, il conseille d'arroser chaque jour les pièces avec le mélange conservateur. Ce moyen est complètement insuffisant au point de vue de la conservation temporaire. M. Henri Bottini (Del acido fenico nella chirurgia pratica e nella tassidermica. — Ann. d'Omodei) apprécie ainsi l'ouvrage du Dr Lemaire au point de vue des résultats pratiques : « Il n'explique pas quels organes il a réussi à conserver longtemps, quel était l'aspect, et comment ces préparations se comportèrent avec le temps, ensemble de notions nécessaires pour pouvoir émettre une opinion sur un tel sujet. »

M. Henri Bottini (*loc. cit.*), à la suite d'expériences très-bien conduites, a montré les bons résultats obtenus par l'acide phénique. Il emploie surtout cet agent conservateur pour la préparation des pièces sèches. On trouve dans son travail des faits intéressants, établis avec une rigoureuse exactitude et concordant fort bien avec ceux que nous avons observés. Il utilise des solutions à 2 p. 100 en hiver, et à 3 p. 100 en été. Dans cette proportion même, un cadavre ne peut se conserver lorsqu'on fait une injection artérielle, et qu'on laisse le sujet livré aux dissections sur une table d'amphithéâtre (Résultats de nos propres observations).

« A l'hôpital de Bellevue, à Brookyn » (Boston, med. and surg. journal.—Jahresbericht von Virchow und Hirsch, 1868, t. I, p. 1), « on lave les cadavres à l'extérieur au moyen d'une solution d'acide phénique. Si on veut obtenir une conservation plus complète, il faut envelopper le cadavre dans des linges imbibés de la même solution, et injecter une certaine quantité de cette matière par les ouvertures naturelles. Au bout de un à quatre mois les cadavres étaient en bon état de conservation. »

Le 24 février dernier, l'Académie de Belgique (*Arch. belges*) a entendu un rapport sur les recherches de M. le Dr Guillery. Cet auteur se propose d'obtenir un embaumement temporaire en entourant le cadavre d'une couverture de coton trempée dans une solution aqueuse d'acide phénique à 2 p. 100. Tous les sept à dix jours on rafraîchit la couverture avec un litre du mélange. Au bout de quatre mois il n'y a pas de traces de putréfaction. Tout en se conservant, le cadavre sèche assez rapidement.

Il y a peu d'années, M. Devergie, membre de l'Académie de médecine, a publié dans les Annales d'hygiène (1869), un rapport sur l'emploi de diverses mixtures conservatrices et en particulier de la mixture phéniquée (Vafflard). De six expériences faites depuis le 12 août 1867 jusqu'au 22 mai 1868, il résulte que des cadavres en état de putréfaction plus ou moins prononcée ont été parfaitement conservés pendant quarante jours, en moyenne; qu'il s'est produit une véritable momification, et que ces résultats ont été obtenus en entourant les cadavres avec un mélange contenant 4 kilog. d'acide phénique impur du commerce et 16 kilog. de sciure de bois (mixture Vafflard). Avec 1 kilog. d'acide phénique et 19 kilog. de sciure de bois, les tissus étaient décomposés et pleins de larves de Diptères.

Les mixtures donnent de bons résultats, et peuvent recevoir d'utiles applications comme complément de conservation. A Londres, ou s'est servi dernièrement de ces poudres inertes pour y plonger des cadavres déjà injectés, qui devaient être livrés aux dissections à une époque plus ou moins éloignée.

Solutions glycéro-phéniquées.

1° *Procédé de MM. Brissaud et Laskowski.* — La solution conservatrice de MM. Brissaud et Laskowski se compose (communication de M. le professeur Laskowski), sur 100 grammes, de :

5 grammes.		Acide phénique cristallisé ou liquide.
2	—	Chlorhydrate d'aniline.
10	—	Chlorure de sodium (sel de cuisine).
83	—	Glycérine.

Il n'est pas nécessaire de faire usage d'acide phénique parfaitement pur; celui-ci coûte 5 fr. le kilog., et ne donne pas de résultats supérieurs, au point de vue de la conservation proprement dite, à l'acide phénique liquide, dont le prix est de moitié moindre. Ce dernier, cependant, contenant encore des produits empyreumatiques, donne aux muscles une couleur un peu brunâtre.

Au lieu de se servir de *glycérine officinale* marquant 28° B., on peut très-bien utiliser la *glycérine industrielle* (28° B. 1 fr. 50 le kilog.), préférable à la *glycérine blonde*, en ce que cette dernière n'étant pas rectifiée, peut aussi renfermer des produits empyreumatiques et de l'acide sulfurique, lesquels brunissent les tissus.

Le chlorhydrate d'aniline n'a été introduit dans le mélange que pour suppléer à l'action de l'acide phénique. Nous avons dit précédemment qu'il ne possède pas un pouvoir anti-putride bien considérable, et on peut fort bien ne pas l'employer.

Le chlorure de sodium sert pour empêcher la décoloration des muscles, ou même l'aviver. Mais cette action est peu efficace, et il résulte d'observations entreprises dans ce but, avec des solutions de sel de cuisine, de nitrate de potasse et d'acétate de soude, que c'est à ce dernier sel seulement qu'il faut s'adresser pour conserver aux tissus une partie de leur coloration.

Après cette élimination successive, il reste dans la solution conservatrice, sur 100 gr. de mélange, 95 gr. de glycérine et 5 gr. d'acide phénique cristallisé ou liquide.

C'est en janvier 1865 que M. le Dr Laskowski ainsi que le Dr Brissaud firent, avec le mélange glycéro-phéniqué, des expériences suivies.

En 1869 le procédé fut appliqué à la conservation des cadavres, livrés aux dissections à l'École pratique de la Faculté. C'est là que nous avons pu faire, pendant le courant de l'année scolaire 1871-72, des recherches suivies sur les résultats de ces injections conservatrices.

Les observations faites pendant les mois de décembre, janvier, février et mars (temp. moy. de 9 à 11° C.) dans le pavillon de M. le Dr Delens, prosecteur à cette époque, nous permettent de noter les faits suivants :

Pendant un séjour moyen de trente jours sur les tables de l'amphithéâtre, les cadavres se conservent bien. Dans quelques cas certains pieds se putréfient, mais cela doit tenir à un défaut de la manœuvre opératoire, déjà signalé dans la première partie de notre travail. La conservation répond parfaitement au but proposé et permet une dissection fructueuse. Nous n'avons pas besoin de dire qu'elle n'offre aucun danger et que les instruments ne s'émoussent pas et coupent aussi bien que si on opère sur des sujets non conservés. La peau, le tissu adipeux sont de couleur et de consistance normales dans le début, Les muscles sont rougeâtres ou de couleur rose grisâtre et la coloration rouge disparait à la longue et en raison de la conservation de la pièce. Ils ont une légère transparence ; les tendons sont blanc jaunâtre ; le tissu cellulaire, les aponévroses sont nets et distincts, si ce n'est parfois dans les points très-vasculaires, où se trouvent de nombreux lacis veineux. En ces endroits le liquide à injection, transsudant à travers les vaisseaux, et formant avec le sang qu'il a chassé un mélange rougeâtre, de consistance poisseuse, donne aux divers tissus une couleur à peu près uniforme ; il est souvent difficile alors de bien distinguer les nerfs, les vaisseaux, les tissus aponévrotiques ou musculaires. Cet état peut s'éviter en grande partie en n'injectant pas une quantité trop considérable de liquide conservateur. A part ce cas les nerfs sont de couleur normale, de consistance un peu ferme et les vaisseaux artériels ou veineux non modifiés. Les viscères abdominaux sont en très-bon état de conservation, même au bout d'un long temps et excellents pour l'étude. Leur aspect et leur consistance ne sont pas modifiés. Les poumons, le cœur sont toujours en parfaite conservation, mais recouverts plus qu'en tout autre point de l'enduit poisseux signalé plus haut. Il s'y trouve toujours en assez grande quantité, parce qu'il y a en ce point une plus grande masse de mélange conservateur répandue et qu'en second lieu les vaisseaux y sont nombreux et par conséquent la masse du sang plus considérable. Mais cet enduit ne cause pas une gêne bien grande pour l'étude de ces organes, parce qu'il est des plus faciles de s'en débarrasser en lavant légèrement, au moyen d'une éponge imbibée d'eau ordinaire, les tissus qui en sont imprégnés. Ce même enduit se trouve dans les veines quelquefois en notable proportion : on le rencontre encore sur la membrane pituitaire, sur les parois de la cavité buccale et du pharynx, L'acide phénique injecté dans des proportions, que nous avons essayé de déterminer, a la propriété de durcir le cerveau et la moelle épinière. Pour ce qui est des cadavres de l'École pratique, les résultats ont été assez variables, et il ne serait pas possible de tirer à cet égard des conclusions sérieuses, si nous n'avions pas observé des faits certains et parfaitement concluants. En effet nous avons trouvé l'encéphale tantôt un peu durci en même temps que diminué de volume, tantôt ramolli et quelquefois même légèrement putréfié. Les tissus, couverts de mélange glycéro-phéniqué, donnent au toucher la sensation d'un corps gras dont ils seraient imprégnés. La dessiccation des pièces disséquées et laissées exposées à l'air, quoique se faisant assez lentement, survient néanmoins à la longue. En même temps la peau devient brune ; les muscles noirâtres, diminuent de volume; les tendons sont de couleur ambrée, tranparents, mais non rétractés. La conservation n'est pas limitée à trente jours, comme le prouvent nos essais et les pièces déposées au musée Orfila par MM. Brissaud et Laskowski. On peut empêcher la dessiccation d'être trop hâtive et permettre de conserver les tissus avec leur consistance à peu près normale en faisant absorber à la pièce, dans un bain, par exemple, une quantité beaucoup plus considérable de glycérine. C'est ainsi qu'a dû procéder M. le Dr Laskowski pour préparer les pièces du musée Orfila. Sur celles-ci, dont la plus ancienne a été préparée en décembre 1865 et les dernières dans le courant de l'année 1867, les muscles sont de volume normal, de consistance ferme, rappelant celle du caoutchouc et de couleur brun-grisâtre et un peu transparents. Les artères, les nerfs ne semblent pas modifiés et surtout se trouvent dans leurs rapports exacts. Des viscères, un cœur, une anse intestinale avec ses artères mésentériques, un foie sont en parfait état de conservation et surtout de consistance. Ces pièces, mises à l'exposition de 1867, ont subi des alternatives considérables de température, et cependant ne sont pas abimées, depuis leur préparation. On s'est servi pour leur préparation de glycérine de bonne qualité et d'acide phénique cristallisé.

Avec des produits de qualité parfaite, l'injection d'un cadavre coûte plus de 10 fr. si on introduit 4 litres de solution dans chaque sujet. Malgré l'emploi de glycérine industrielle ou même de glycérine blonde et d'acide phénique liquide, une injection de 3 à 4 litres par cadavre coûte en moyenne de 4 à 5 fr. Ce sont là, on le comprend sans peine, des considérations importantes, qu'il faut examiner avec soin, quand il s'agit de la conservation de grandes quantités de sujets.

Nous n'avons pu voir pendant l'été les résultats des injections de MM. Brissaud et Laskowski, mais ce dernier nous a assuré que jamais dans les cadavres ainsi conservés ne se développent les œufs de la *Calliphora vomitoria*. Par des températures très-basses (— 19°) les pièces ne se congèlent pas.

2° *Solution glycéro-phéniquée à 5 p. 100 (acide phénique cristallisé et glycérine officinale.* — L'emploi de cette solution a eu pour but de permettre d'observer exactement les résultats fournis par le mélange de MM. Brissaud et Laskowski ; les essais ont été commencés le 19 janvier, et on a injecté depuis cette époque jusque vers le 1er mars des cadavres de nouveau-nés ou des membres détachés du tronc. L'état des divers organes ou des tissus est semblable à ceux des cadavres conservés à l'École pratique. On constate que même trois à quatre mois après l'injection la dissection est encore possible. Au bout d'un plus long temps, les tissus prennent la consistance de caoutchouc, les yeux s'enfoncent dans les orbites, les ailes du nez et les lèvres sèchent. Au 1er octobre, après des températures très-variables pendant dix mois, on ne voit pas de traces de putréfaction ; seules se sont développées de minces couches de moisissures dans les cavités thoracique et abdominale surtout.

3° *Solution à 10 p. 100.* — La conservation et les résultats, constatés par des essais entrepris pendant l'hiver dernier et suivis jusqu'au 1er octobre 1872 sont identiques à ceux donnés par les solutions précédentes. Seulement la quantité d'acide phénique plus considérable corrode un peu les tissus et les rend plus fermes. Moisissures comme dans les cas précédents.

4° *Solution à 25 p. 100 (acide phénique cristallisé impur et glycérine officinale).* — Ce sont les injections qui ont été employées à Metz en 1869 d'après des formules données par divers journaux de médecine. Au mois d'août et de septembre la conservation se faisait parfaitement et il existait encore des portions de cadavres au mois d'avril 1870. L'action corrosive et décolorante de l'acide phénique était surtout bien manifeste sur les intestins, devenus blanchâtres.

On pouvait très-bien utiliser le cerveau pour l'étude, un mois et demi après l'injection conservatrice : il était dur et se laissait sectionner comme de la cire.

Parmi ces diverses injections, il faut utiliser celle à 5 p. 100. Elle conserve suffisamment bien et surtout laisse les tissus presque intacts, tandis que les autres les corrodent. La glycérine, dont on se sert comme véhicule dans cette solution, et qui en même temps empêche la dessiccation de se produire rapidement, augmente de beaucoup le prix de la conservation des sujets ; c'est pour cette raison qu'à la même époque nous avons commencé une série de recherches sur l'emploi des solutions aqueuses, et sur les avantages qu'elles pouvaient présenter.

Solutions aqueuses.

Solutions aqueuses à 2 p. 100 (acide cristallisé, eau de fontaine). Des essais entrepris à la fin des mois de mai et de juin, nous ont montré que, par des températures moyennes de 15° C., la conservation des cadavres n'a pas lieu, et les œufs et les larves de la Calliphora vomitoria ne sont pas arrêtés dans leur développement. Nous n'avons pas fait d'essai avec cette solution en hiver.

Les tissus conservent complétement leur aspect normal et leur structure histologique.

Solutions aqueuses à 5 p. 100. — Nous pouvons résumer ainsi les nombreuses observations faites depuis le mois de février jusqu'au mois de septembre sur des nouveau-nés, des adultes ou des membres détachés : par une température moyenne de 10° C. la conservation se fait bien pendant deux, trois mois et même davantage, mais dès que la température s'élève à 13°, 15° C. la putréfaction commence à se manifester et les larves de Diptères se développent. Les cadavres résistent à la putréfaction à peine pendant 10 à 15 jours. Avec des températures de 17°, 18° C., et au delà, la décomposition putride est plus rapide encore, le développement des œufs et des larves plus considérable, et la conservation dure à peine de 6 à 8 jours.

Pendant l'hiver cette solution peut servir à conserver les cadavres. Cependant la proportion d'acide phénique déjà un peu forte, altère les tissus. Avec de l'acide phénique liquide, ils sont plus corrodés et brunâtres. La peau, la graisse, ne subissent pas de changements tout d'abord ; les muscles sont rosés, puis rose brunâtre, non transparents ; les fibres musculaires ont acquis une certaine dureté et se séparent facilement. Les tendons sont bien distincts, ainsi que le tissu cellulaire et aponévrotique. Les nerfs un peu blanchâtres ont acquis plus de consistance. Les injections artérielles ne sont pas entravées. Les viscères abdominaux sont un peu décolorés et plus fermes ; le poumon et le cœur couverts d'un enduit rouge-brique. Le cerveau commence à se durcir. En hiver on peut disséquer un cadavre, ainsi conservé plus de un ou deux mois après l'injection, et faire d'excellentes préparations. La peau enlevée, la dessiccation des tissus exposés à l'air se fait rapidement. Ils prennent une couleur foncée, la peau se brunit de plus en plus, les muscles sont noirâtres et les tendons de couleur ambré. Les viscères sèchent dans les cavités thoraciques ou abdominales. A la longue les moisissures couvrent, en petite quantité, certaines de ces diverses parties. La dessiccation survenant, la conservation est illimitée.

Solutions aqueuses à 10 p. 100. — Essais depuis le mois de février jusqu'au mois de septembre. — Par des températures moyennes de 10° C., la conservation a lieu parfaitement et dure deux à trois mois ; à partir de cette époque la dessiccation est complète et la conservation illimitée. Lorsque la température atteint 15 ou 16° C., la décomposition se produit. Les œufs des mouches carnassières se transforment dans l'intimité des tissus, et on peut utiliser les sujets à peine pendant une dizaine de jours. La conservation n'est pas supérieure à celle obtenue par les injections à 5 p. 100, et de plus les tissus sont profondément altérés. Ils sont décolorés, blanchâtres, et acquièrent de la dureté. Les muscles sont rose pâle ou brun clair, et les fibres musculaires se séparent comme dans la viande bouillie. Les intestins sont plus modifiés que les autres viscères ; ils sont blancs, plus consistants, et sous cette forme, présentent des avantages pour l'étude. Le cerveau acquiert une dureté considérable ; on y distingue assez nettement les substances grise et blanche. Cette fermeté est très-favorable pour étudier dans tous ses détails les diverses parties de cet organe. C'est un des résultats les plus remarquables de cette injection. La dessiccation des pièces préparées se fait assez rapidement ; les tissus brunissent. Toutefois si un cadavre n'a pas été disséqué, au bout de deux ou trois mois, en hiver, on peut encore très-bien l'utiliser.

Les solutions à 20 p. 100, essayées pendant l'hiver, corrodent d'une manière complète les tissus. La peau, les muscles et tous les organes sont durs et blancs au dernier point. Le cerveau est très-dur ; la dessiccation survient très-promptement. Cette proportion d'acide phénique, beaucoup trop considérable, donne des résultats si mauvais, que nous n'avons pas cru devoir continuer les expériences en été.

Ces recherches sur l'emploi des solutions aqueuses nous montrent que la solution à 2,50 p. 100, ne modifie pas l'aspect des tissus, mais qu'elle est inefficace au moins en été ; que la solution à 5 p. 100 conserve bien en hiver, modifie la configuration générale des parties et devient insuffisante en été. Des injections plus concentrées ne peuvent être utilisées, comme on a pu le voir plus haut.

Il fallait donc résoudre le problème suivant : trouver une solution moins chère que celle proposée par MM. Brissaud et

Laskowski, conservant tout aussi bien, non dangereuse, et laissant à tous les organes leur aspect normal.

Des essais entrepris par des températures moyennes de 18° C., pendant le mois d'août, il résulte qu'en associant à des solutions phéniquées, à 2,50, ou 5 p. 100, 1 ou 2 p. 100 d'acide arsénieux, *on empêche complétement le développement des larves de diptères.* Les œufs sont déposés, mais ne peuvent se métamorphoser. Ces faits parfaitement vérifiés, nous avons formé, après des essais variés, une solution conservatrice, renfermant 2,50 p. 100 d'acide phénique liquide, 2 p. 100 d'acide arsénieux, 10 p. 100 de glycérine industrielle, quantité suffisante pour dissoudre ce dernier acide et empêcher la dessiccation si prompte des pièces ; nous ajoutons au mélange 10 p. 100 d'acétate de soude pour conserver aux muscles leur coloration et l'aviver au besoin. M. Méhu a donné une formule un peu analogue à la nôtre, et à Clamart, on a aussi employé une solution se rapprochant un peu de celle-ci. Enfin les recherches des expérimentateurs anglais, sur la conservation des cadavres pendant l'année 1872 se rapprochent de nos essais, mais ils doivent se servir d'une plus grande quantité de glycérine, comme nous le fait supposer le prix élevé des conservations. A *l'hôpital St.-Barthelémy, au collége de l'université*, on a fait usage du liquide de *Garstin*, composé d'acide phénique, d'acide arsénieux et de glycérine dans des proportions qui ne sont pas indiquées (8 fr. 75 par cadavre); *à l'hôpital de Guy*, on injecte les cadavres avec un mélange d'acide arsénieux et de glycérine et on les plonge dans de la sciure de bois phéniquée (25 fr. par cadavre). Les résultats obtenus ont été satisfaisants, mais on voit combien est élevé le prix de la conservation d'un cadavre adulte.

Notre mélange conservateur se compose de :

2 grammes 50	p. 100.	Acide phénique liquide.
2 —	—	Acide arsénieux.
10 —	—	Glycérine industrielle.
10 —	—	Acétate de soude.
75 — 50	—	Eau de fontaine.

Nos essais, commencés avec cette solution dès le mois d'août, nous ont donné des résultats remarquables, et nous avons pu les contrôler en conservant par cette méthode les cadavres livrés aux dissections, au Val-de-Grâce, pendant les mois de septembre et d'octobre.

La conservation a toujours été parfaite et jamais les œufs des mouches n'ont pu se développer. Les larves qui avant l'injection conservatrice, se trouvent dans la bouche, le nez ou les yeux sont rapidement détruites, dès que l'injection pénètre.

Certains cadavres n'ont été disséqués qu'après quinze jours ou un mois de conservation. Dans ce dernier cas, sur des sujets *très-maigres* les pieds se séchaient, mais nous avons pu empêcher par la suite cet état de se manifester en enfouissant les membres dans de la sciure de bois. De cette façon on empêche l'évaporation et on conserve aux parties leur flexibilité et leur volume. Sur des sujets bien musclés la dessiccation ne s'est jamais produite si rapidement. La température moyenne pendant les trois mois d'août, septembre et octobre a été de 14 à 15° C.

Voici d'une manière générale les résultats produits par l'injection : la couleur verte du ventre ne disparaît pas de suite, mais d'une manière insensible, en trois ou six jours en moyenne, selon le degré de putréfaction des parois abdominales. La peau conserve pendant assez longtemps sa couleur normale, puis brunit peu à peu. La graisse a toujours son aspect habituel. Les muscles sont roses, si les sujets sont morts profondément anémiés, ou du plus beau rouge, s'ils ont succombé rapidement.

Nous avons encore maintenant (15 nov. 1872) en observation un cadavre injecté le 2 octobre et sur lequel on peut voir des muscles de couleur et de consistance identiques à ceux d'un cadavre frais. Chez d'autres sujets, deux mois après l'injection, les muscles étaient roses. Exposés à l'air pendant plusieurs jours ils finissent par prendre une coloration gris-rosée, puis gris brunâtre ; leur constitution histologique n'est pas altérée ; les tendons, les aponévroses, le tissu cellulaire ne sont en rien changés ; leur aspect est normal. Les nerfs sont toujours un peu rosés mais faiblement. Cela tient au liquide conservateur qui se trouve mélangé avec le sang dans les veines du névrilème. Il n'y a rien de particulier à signaler pour les veines ; les artères semblent un peu rétractées. Les injections réplétives réussissent néanmoins fort bien et ne subissent aucune entrave. Les viscères abdominaux sont toujours dans un excellent état de conservation. Chez certains cadavres, ouverts plus d'un mois après l'injection, ces organes sont en aussi bon état qu'aux premiers jours. Le rein, la rate, le foie, les intestins sont de couleur et de consistance normales ; au microscope on ne distingue pas d'altération dans les éléments histologiques. Les organes thoraciques sont, en général recouverts d'une légère couche d'enduit rougeâtre, existant toujours avec les solutions phéniquées. Les altérations pathologiques qui s'y trouvent, sont aussi nettes que quarante-huit heures après la mort. Quinze à vingt jours après l'injection le cerveau est de consistance assez ferme et peut très-bien servir pour l'étude. Au bout d'un mois, il possède moins de consistance, est un peu ramolli mais jamais putréfié.

Les pièces disséquées, les cavités viscérales ouvertes, sont restées exposées à l'air pendant plusieurs semaines et jamais la putréfaction ne s'y est produite ; lorsque d'autres cadavres non-injectés étaient dévorés par les asticots, ceux qui étaient conservés ne subissaient pas cette décomposition putrides. Lorsque la dessiccation survient les tissus deviennent brunâtres, les muscles noirâtres et les tendons translucides. Cet état ne se produit pas rapidement et est diminué par la présence de la glycérine.

Les cadavres, enfouis dans de la sciure de bois peuvent être conservés de un à deux mois et plus même avant d'être livrés aux dissections. Laissés sur les tables d'amphithéâtre, au bout d'un mois et demi en été, ils commencent à sécher vers les mains ou les pieds, en même temps les yeux s'enfoncent dans les orbites. En hiver la dessiccation ne se produit que bien lentement et on peut utiliser pendant plusieurs mois les cadavres ainsi conservés. Cette injection arrête la putréfaction, aussi bien en été qu'en hiver et conserve les cadavres pour des dissections plus ou moins prolongées, de deux ou trois mois par exemple.

Cette injection ne présente aucun danger ; nous n'avons vu survenir aucun symptôme d'intoxication arsénicale ni sur nos collègues ni sur nous-même. Nous avons cependant disséqué longtemps des cadavres ainsi conservés, trempant nos mains plus ou moins écorchées dans les solutions ou dans les liquides dont sont imprégnés les tissus, et jamais nous n'avons éprouvé aucun accident.

Cette solution permet de réaliser une économie considérable

tout en conservant pour les dissections les cadavres en meilleur état qu'avec le mélange de MM. Brissaud et Laskowski.

La conservation d'un cadavre, à raison d'une injection de cinq litres, coûte 1 franc 70, lorsque le procédé de MM. Brissaud et Laskowski revient à 4 ou 5 francs au moins, et encore on injecte seulement de 3 à 4 litres, par sujet. Ce prix de 1 franc 70 pourrait encore baisser, si on opérait sur de grandes quantités et il serait peut-être possible, d'après des renseignements fournis par M. John Casthelaz, fabricant de produits chimiques, de dépenser moins de 1 franc 50 par cadavre.

Produits de la distillation des bois.

La distillation des bois fournit plusieurs produits, intéressants pour la conservation des cadavres. Les principaux sont la créosote, l'acide pyroligneux, l'esprit de bois, ou alcool méthylique. C'est surtout la créosote, mélangée à ces agents en plus ou moins grande proportion, qui leur donne leurs propriétés antiputrides.

La créosote est une substance complexe, contenant de l'acide crésilyque et de l'acide phénique. On connaît les propriétés de ce dernier, et, d'après des expériences récentes de M. Crace Calvert, l'acide crésylique aurait une action antiseptique analogue, si ce n'est même supérieure à celle de l'acide phénique. Lauth a depuis longtemps indiqué la créosote comme substance conservatrice. Mais les essais infructueux de Gannal avaient fait abandonner cet agent, lorsque M. Pigné (B. Soc. anat, 1843), signala les bons résultats qu'il avait obtenus en se servant de solutions créosotées.

M. Rousseau a par la suite fait usage de cet agent antiputride pour les collections du Muséum d'histoire naturelle. En 1844, M. Dupré se servait des produits de la distillation de la tannée, qu'il faisait pénétrer dans les artères sous forme gazeuse. *Au collége du roi*, à Londres (Lancet, 1872), on fait usage d'une solution dans laquelle se trouve de la créosote, de l'esprit méthylé et peut-être même du sublimé corrosif en proportions qu'il est possible de connaître en donnant 125 fr. au fabricant (sic).

Les résultats obtenus avec la créosote sont semblables à ceux donnés par l'acide phénique, mais cette substance est peu employée à cause de son prix élevé.

L'acide pyroligneux, utilisé par Lauth, Schotz, Berr's (Dict. en 30 vol.), employée peut-être par MM. Boniface et Capron, peut rendre d'utiles services; mais son histoire au point de vue de la conservation des cadavres est à peine faite et il nous est difficile d'en parler.

L'esprit de bois ou alcool méthylique, l'éther méthylique ont aussi servi à la conservation des cadavres, et c'est surtout dans les ouvrages anglais que ces substances sont signalées.

Le nombre des agents conservateurs proposés jusqu'à ce jour est des plus considérables. Nous avons fait seulement l'histoire de ceux qui méritent le plus de fixer l'attention. Cependant, avant de terminer notre travail, nous croyons devoir citer : l'essence de térébenthine, l'éther, le chloroforme, le sulfure de carbone, le gaz des Hollandais, l'acide cyanhydrique, le cyanure de potassium associé par M. Mariani au nitrate de potasse et essayé dans le cabinet de M. le professeur Sappey vers 1863, le brome, l'iode, le permanagante de potasse, etc. La plupart des essais ne permettent pas de tirer des conclusions certaines pour l'application de ces divers agents à la conservation temporaire des cadavres.

CONCLUSIONS.

De l'étude, qui vient d'être faite sur les substances antiputrides, il résulte que, pour la conservation temporaire des cadavres, on peut faire usage du mélange aqueux d'acide phénique, d'acide arsénieux, d'acétate de soude et de glycérine. Voici les avantages qu'il présente sur les liquides généralement employés et proposés jusqu'à ce jour :

1° Tout en conservant parfaitement le cadavre, pendant la période de sa dissection, il ne change en aucune façon l'aspect normal des tissus et ne les modifie pas comme les solutions de chlorure ou de sulfate de zinc et même de sulfite de soude ;

2° Il n'émousse pas le tranchant des scalpels, comme ces dernières ;

3° Il n'offre aucun danger, comme les solutions arsénicales ou mercurielles utilisées jusqu'à ce jour ;

4° Il laisse aux tissus un aspect plus normal que ne le font les injections adoptées à l'Ecole pratique (solutions Brissaud et Laskowski) ;

5° Enfin il est d'un prix bien inférieur à ces dernières.

Telles sont les raisons qui nous ont fait adopter ce liquide conservateur; et nous nous croirions suffisamment récompensés de notre travail, si cette solution pouvait rendre quelques services pour faciliter l'étude de l'anatomie.

Paris. A. Parent, imprimeur de la Faculté de Médecine, rue Mr-le-Prince, 31.

www.ingramcontent.com/pod-product-compliance
Ingram Content Group UK Ltd.
Pitfield, Milton Keynes, MK11 3LW, UK
UKHW020344180726
13839UKWH00002B/910

9 782329 280226